# TECHNIQUE

### DES

# PRATIQUES

## HYDROTHÉRAPIQUES

Docteur L.-C. BURGONZIO

# TECHNIQUE

## DES

# PRATIQUES HYDROTHÉRAPIQUES

OBSERVATIONS PRATIQUES

SUR

## LA FORME, LA TEMPÉRATURE, LA PRESSION ET LA DURÉE

DES PROCÉDÉS HYDROTHÉRAPIQUES

Traduit de l'italien

## AVEC NOTES ET COMMENTAIRES

PAR

## LE D<sup>r</sup> MAX DURAND-FARDEL

**Membre de l'Académie de médecine,**
**Médecin-Inspecteur des sources d'Hauterive à Vichy,**
**Président honoraire de la Société d'hydrologie médicale de Paris**
**et du Congrès international d'hydrologie et de climatologie.**

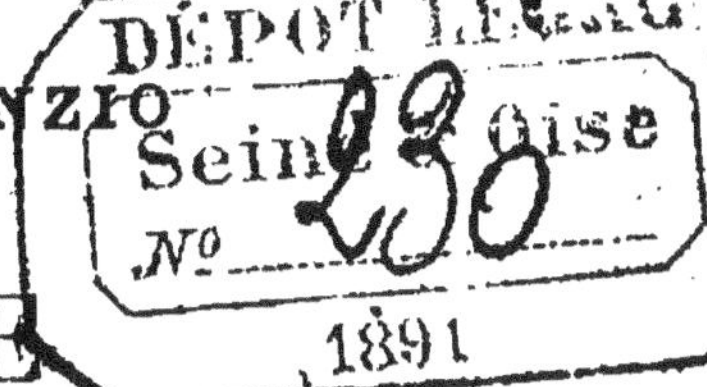


# PARIS

## RUEFF ET C<sup>ie</sup>, LIBRAIRES-ÉDITEURS

106, BOULEVARD SAINT-GERMAIN

1891

# TECHNIQUE

## DES

# PRATIQUES

### HYDROTHÉRAPIQUES

---

## I

## Généralités.

Il y a seulement quelques années qu'au simple empirisme de l'hydrothérapie de Priesnitz des observateurs sérieux ont tenté de substituer une étude rigoureuse, basée sur les lois de la physiologie et de la pathologie. C'est une entreprise ardue que celle à laquelle ils se sont attachés : en réalité, l'eau est encore malheureusement un remède de luxe, et, sauf quelques rares hôpitaux et quelques cliniques très modernes, qui ont voulu en faire profiter leurs malades, c'est encore le privilège des classes aisées. Il faut reconnaître cependant que, depuis quelques dizaines d'années à l'étranger, depuis une dizaine d'années chez nous, l'apathie qui régnait sur cette médication particulière a été secouée, et que la mode n'a pas été étrangère aux progrès réalisés sur ce sujet. Mais on ne peut nier non plus que ceux-ci n'aient été retardés par l'insuffisance d'études physiologico-pathologiques et cliniques, qui, bien que conduites avec beaucoup d'attention et de rigueur, n'ont pas encore abouti à des méthodes précises.

Mais il nous appartient à nous, médecins attachés aux établissements spéciaux d'hydrothérapie, où affluent surtout des gens riches, des hommes d'affaires ou d'étude, de dégager de notre observation, trop souvent incomplète, des renseignements de la plus haute utilité.

Depuis que Winternitz a ébranlé les règles immuables qui faisaient loi pour les successeurs de Priesnitz, et depuis les modifications que Fleury a introduites dans la pratique de l'hydrothérapie, l'étude de celle-ci a fait beaucoup de chemin. Certains aphorismes, qui étaient le guide unique des pratiques hydrothérapiques, ont cédé le pas à des principes plus scientifiques et plus rationnels.

On a donné au mot hydrothérapie la véritable signification qui lui appartient : à ce mot répond aujourd'hui la conception d'une cure d'eau, quelle que soit sa forme et sa température, et non pas seulement de l'eau froide, qu'il y a peu d'années encore elle comprenait exclusivement (1).

Ce remède puissant, que constitue l'eau employée extérieurement, devait être administré dans des conditions absolues de débit, de pression, de température, souvent nuisibles au lieu d'être salutaires.

Une semblable méthode, en effet, entraînait souvent les plus grands inconvénients. Tantôt

(1) Si l'auteur n'entendait ici parler de l'eau chaude que comme d'un adjuvant éventuel à l'emploi de l'eau froide, je serais tout à fait de son avis. Mais, comme on le verra plus loin, il fait à l'eau chaude et à la vapeur d'eau une part, dans les pratiques dites hydrothérapiques, à laquelle j'ai le regret de ne pouvoir souscrire. J'aurai à revenir à plusieurs reprises sur ce point, dans les commentaires annexés aux chapitres de la *Technique* (*Note du traducteur*).

on épuisait le peu de forces dont pouvait encore disposer le malade, tantôt on surexcitait des individus chez qui la surexcitation était déjà le symptôme le plus important de graves maladies centrales ; et quelquefois des troubles graves étaient apportés dans l'accomplissement des phénomènes des échanges organiques. Que de vastes ecchymoses, que de furoncles, d'érythèmes, sont venus tourmenter douloureusement et inutilement la peau de centaines et de milliers d'individus ! Il n'est pas nécessaire de rappeler encore les exagérations auxquelles a donné lieu l'usage interne de l'eau.

Comment pouvait-on admettre qu'il convînt de soumettre indifféremment tous les cas, toutes les formes morbides, tous les âges, tous les sexes, à un écart de température qui n'est pas moindre de 27 à 29° entre celle de l'eau et la chaleur normale du corps?

Comment pouvait-on y arriver tout d'un coup, sans avoir passé par des degrés successifs? Comment les mêmes formes, les mêmes pressions, pouvaient-elles être nécessaires pour tout le monde?

Telle est cependant la première question que doit se poser tout médecin consciencieux et éclairé, à l'inverse de ces praticiens de l'hydrothérapie que j'ai vus encore appliquer, dans leurs établissements, à tous et à toutes, une seule et unique méthode.

On avait été frappé de ce fait que Priesnitz, dont les connaissances médicales acquises n'allaient pas loin, mais dont le coup d'œil et la sagacité ne sauraient être trop vantés, n'avait jamais eu qu'une faible mortalité parmi le nombre immense de clients qui, de partout, accouraient auprès de lui, et le quittaient convaincus et attachés à cette nouvelle foi hydrothérapique, identique pour tous dans ses principes, et ne se permettant que de bien légères différences dans la pratique.

L'école classique, qui eut à sa tête Priesnitz à Graefenberg, Fleury à Paris, et, chez nous, le fervent apôtre Guelpa, commençait presque toujours la cure par le drap (*lenzuolo*), pour passer de là à l'ablution ou à l'éponge, de là au demi-bain et au bain entier, et, comme prix de la victoire hydrothérapique, mirage de tous les patients, la douche en pluie et horizontale. Aux colosses était réservée la colonne, et l'on concédait la grande piscine à quelques privilégiés ; mais pour cela, naturellement, il fallait être lauréat en pratique hydrothérapique. On prescrivait, en outre, à tout le monde le bain de siège, qu'on eût ou non besoin d'activer la circulation du bas-ventre ou d'opérer quelque dérivation.

Il fallait certainement qu'une chance tutélaire veillât sur l'avenir de cette partie de la thérapeutique pour qu'il arrivât si peu d'accidents dans cette foule qui venait, les yeux fermés, se soumettre à un tel système, avec l'idéal d'une prompte guérison (1).

S'il en eût été autrement, le sort de l'hydrothérapie se fût trouvé gravement compromis. Dans l'esprit du grand observateur de Graefenberg, à la rapide succession des diverses formes répondait la conception d'une gradation

(1) Ce n'est pas précisément sur la mortalité qu'il faut juger des résultats d'une méthode irrationnelle. Si l'hydrothérapie avait été quelque peu meurtrière, l'enthousiasme général en eût été singulièrement refroidi. Ce qu'il eût fallu pouvoir apprécier, ce sont les résultats effectifs, qu'ils eussent été propres à justifier ou à démentir les espérances conçues. On sait avec quelle indulgence ceux-ci sont considérés, alors qu'il s'agit de traitements populaires. On pourrait en citer, aujourd'hui comme alors, de nombreux exemples (*Note du traducteur*).

méthodique dans le traitement. Le principe
était une forme douce et commode, le sommet
était la certitude matérielle que le corps fût
totalement habitué et assez fortifié pour résister
aux coups de fouet et de bâton qui, sous forme
de douches et de colonnes, devaient parfaire
la guérison. Il ne connaissait que son coup
d'œil, ne possédait que quelques vagues notions
de pathologie humorale, et ne pouvait rencontrer aucune aide dans les splendides décou-
vertes de la physiologie moderne. C'est peut-
être même parce qu'il ne jugeait que sur des
apparences assez grossières qu'il ne risquait
pas d'aller trop loin.

Grâce aux exagérations de ses imitateurs, il
s'en fallut de peu que le système ne vînt à tom-
ber; et il convient d'en rapporter le mérite à
Scoutetten d'abord, et ensuite à Fleury, s'il
a échappé à un pareil sort.

Celui-ci, qui était, en France, à la tête du
mouvement favorable à l'hydrothérapie, lui
donna une grande impulsion par des travaux
et des études sérieuses et remarquables pour
l'époque. Par ses expériences sur l'homme
sain, ses recherches sur le malade, ses nombreuses observations cliniques, il créa ce

qu'on appelle communément la *méthode française*, laquelle servit de guide à tous ceux qui, en France, s'occupèrent de celte spécialité.

Une semblable méthode ne peut plus être à propos, alors qu'elle était basée sur les idées physiologico-pathologiques de ce temps, malgré que l'observation clinique y ait été conduite avec une attention suffisante ; et il est bon de noter que, dans la patrie de Claude Bernard, les spécialistes suivent souvent un chemin tout autre que l'expérimentation.

Ce n'est pas par la foi dans un seul procédé (car la majeure partie des spécialistes français renferment tout le traitement dans la douche) qu'on peut faire progresser un principe. S'ils admettent l'utilité réelle du traitement, ils ne paraissent pas attacher une grande importance à la température et aux modes d'administration (1).

(1) Cette appréciation des tendances des spécialistes français n'est pas exacte. Les questions de modes d'administration, de température, ont été très étudiées en France, expérimentalement et cliniquement. Elles le sont encore tous les jours. L'auteur ne paraît pas ici très au courant des travaux qui ont été consacrés, dans notre pays, à l'hydrothérapie, et où la physiologie a été précisément mise fort à contribution. Il

A Winternitz, de Vienne, revient en grande partie le mérite d'avoir, au nom de la physiologie et de la pathologie, institué la véritable thérapeutique hydrique, aux lois de laquelle il attribue un succès que l'on pouvait à peine prévoir dans le principe.

Son œuvre, fruit de longues, de patientes et de savantes recherches, a inauguré une époque nouvelle, et, tandis que d'autres s'en tiennent à la scolastique, elle nous paraît devoir servir désormais de guide à tout spécialiste consciencieux.

Mais, comme ont fait tous les innovateurs sages, il n'a tracé que les grandes lignes directrices, et il n'a pu, dans sa clinique hydrothérapique, tenir compte des détails infinis qui se rencontrent dans l'application de la médication. Et, de même que, dans un traité de matière médicale, on ne pourra jamais exprimer nettement, mathématiquement, comment on devra donner tel remède à telle personne, à quelle heure de la journée, dans quel excipient, si en pilules ou en bols, si pur, si mélangé, de

est vrai que nous ne sommes peut-être pas très au courant, nous-mêmes, sur ce qui se fait en Italie sur ces sujets (*Note du traducteur*).

même aucun hydrothérapeute ne pourra, quelle que soit sa propre valeur, déterminer au juste quel devra être le mode d'administration dans un cas donné.

Dans l'exposé de chacune des opérations, nous suivrons l'ordre communément adopté, en l'accompagnant des observations qui y seront relatives.

## COMMENTAIRE

*Quel est le fait propre et immédiat des actions hydrothérapiques? C'est l'application du* FROID.

*Quel est l'objet élémentaire de l'application du froid? C'est le double mouvement imprimé à la circulation et à l'innervation dont le résultat est la* RÉACTION.

*Quel est l'objet et quelle est la conséquence de cette réaction? C'est de fournir à l'évolution des phénomènes de l'innervation et de la circulation, et à l'accomplissement des échanges organiques, une activité particulière dont les effets sont en même temps dynamiques et chimiques, c'est-à-dire toniques et assimila-*

*teurs ; en d'autres termes*, RECONSTITUANTS (1).

Mais c'est là une conception dont la simplicité apparente ne saurait répondre à l'extrême complexité des phénomènes mis en jeu par l'hydrothérapie, ni s'accommoder à la multiplicité des formes que peuvent en revêtir les applications.

On a donc dû se livrer à l'étude circonstanciée, ou analytique, de ces phénomènes, et à la recherche des procédés les plus propres à les atteindre.

Le docteur Burgonzio a parfaitement exprimé comment la notion primitive et élémentaire de l'hydrothérapie et de ses applications avait été le point de départ des perfectionnements apportés à cette médication, lesquels lui ont permis de prendre dans la science une place aussi grande que celle qui lui avait été d'abord accordée exclusivement dans la pratique.

(1) Gillebert-Dhercourt a démontré, par de nombreuses expériences, dont une partie a été faite sur l'aile membraneuse des grenouilles, comment l'eau froide agit primitivement sur l'innervation et la circulation, et consécutivement sur la nutrition (*Annales de la Société d'hydrologie médicale de Paris*, 1870).

Ce dernier point de vue est l'objet dominant de la présente publication. Peut-être ne sera-t-il pas inutile d'y ajouter quelques remarques sur la portée thérapeutique de l'hydrothérapie.

Si l'on consulte les nombreux écrits qui, depuis quelques années surtout, ont été consacrés à l'hydrothérapie, on est d'abord frappé de ceci : que ses applications s'adressent à tous les états chroniques, soit maladies chroniques proprement dites, soit états généraux qui peuvent jouer à leur égard un rôle prédisposant ou déterminant. Et, si l'on s'en rapporte à leurs affirmations, il semble que l'hydrothérapie résume et comprenne toute la thérapeutique des états et des maladies chroniques. Il se trouve ainsi établi d'une manière implicite que l'on pourrait faire table rase à son bénéfice de toutes les autres ressources que l'art tient à notre disposition, pour les prévenir ou les combattre.

Ceci n'est pas tout à fait exact, et tel est, en général, le défaut des études et des publications spécialisées. Elles sont de leur nature absorbantes et, n'ayant pas du reste à s'occuper des autres éléments de la thérapeutique, elles s'expriment comme si ceux-ci n'existaient pas.

Dans le traitement des maladies et des états chroniques (et l'on doit comprendre pourquoi je fais suivre ces deux termes l'un de l'autre), la médecine possède des ressources d'ordres différents ; elle a, pour employer une expression vulgaire, plusieurs cordes à son arc.

Les divers genres de médication auxquels elle peut recourir, ou aux effets desquels elle peut assister, peuvent être ramenés aux termes suivants :

Médication médicamenteuse ;

Médication hydrothérapique ;

Médication thermale (eaux minérales) ;

Médication hygiénique (déplacements, cures d'air, matières de l'hygiène) ;

Médication psychique (suggestions diverses).

Si je ne mentionne pas la médication marine, c'est qu'elle participe à la fois de l'hydrothérapie et de la médication thermale.

Il est incontestable que chacune de ces médications (on peut donner ce nom à tout système qui tend à aboutir à une guérison relative ou absolue) peut mettre en avant des états de services effectifs. Et il faut reconnaître également qu'il est certaines conditions de l'organisme, exigeant une intervention active, qui peuvent être indifféremment modifiées par telle ou telle de ces médications.

Mais il est difficile d'étendre très loin ce qu'on pourrait appeler cette indifférence d'indication ou d'opportunité.

Nous ne manquons pas certainement de renseignements sur le genre de services que peut nous rendre chacune de ces médications. Celles d'entre elles qui ne se prêtent pas à une analyse rigoureuse peuvent au moins revendiquer l'observation pure ; et, quelles que soient les acquisitions réalisées par la médecine de nos jours, nous sommes encore, pour un temps au moins, condamnés à laisser une certaine place à l'empirisme.

Ce qui nous manque, c'est une connaissance suffisante de la valeur *respective* de ces différentes sortes de médications, et, par conséquent, des indications qui doivent nous guider dans leur choix.

Si jamais les maladies chroniques devenaient le sujet d'un enseignement systématique, et si jamais cet enseignement parvenait à sortir du cercle analytique et descriptif pour entrer dans le vif des applications pratiques, il trouverait, dans cette étude comparative, un thème non moins utile qu'intéressant.

Sans doute, quoi qu'on fasse, il restera toujours une large part à réserver à l'appréciation consciencieuse et intelligente des cas particuliers ; mais il en ressortirait du moins comme une sorte d'itinéraire, qui fait complètement défaut aujourd'hui non seulement à l'éducation médicale, mais encore à la pratique commune.

Il n'entre pas dans le plan de cet ouvrage d'exposer le champ d'applications de l'hydrothérapie. Ces applications sont très nombreuses, depuis les cas où de légères modifications à imprimer à l'économie lui assignent un caractère autant hygiénique que thérapeutique, jusqu'à des circonstances de la plus haute gravité, où elle prend le rôle de ce qu'on appelait autrefois un traitement héroïque.

Je dirai seulement quelques mots sur ce qui me paraît constituer la véritable caractéristique de la médication hydrothérapique.

Lorsqu'on a à faire à une chronicité, on se trouve habituellement en face de deux ordres d'indications :

Indications relatives à une *maladie* chronique existante : catarrhe, congestion, engorgement, etc.

Indications relatives à un *état* général du système, constitutionnel ou diathésique, comme on voudra l'appeler, héréditaire, inné ou acquis.

Celles-ci, relatives aux conditions pathogéniques, sont les indications primaires ;

Celles-là, relatives à la maladie locale, déterminée ou entretenue par les conditions pathogéniques, sont les indications secondaires, mais elles se trouvent quelquefois les plus pressantes.

On peut appeler médication locale l'emploi des moyens qui sont spécialement adressés à un état pathologique déterminé, et médication générale ceux qui ont trait à l'état constitutionnel.

C'est la médication médicamenteuse qu'on oppose le plus spécialement à la maladie chronique considérée en elle-même ; mais, quelle que puisse être son efficacité sur ce terrain, elle est pauvre en actions constitutionnelles.

L'hydrothérapie, dont j'ai à m'occuper ici, est, au contraire, pauvre en actions locales, mais elle représente par excellence une médication générale.

Elle n'est pas sans doute dépourvue de toute action directe sur les phénomènes patholo-giques dominants. Elle peut aider immédiate-ment aux résolutions par des pratiques ana-logues au massage ; elle peut, à l'aide d'une direction particulière, exercer des dérivations efficaces ; mais c'est très spécialement sur son action sur la circulation sanguine et sur l'innervation que l'on doit compter.

Quand, dans l'ancienne médecine, on accu-mulait, dans la thériaque ou les autres électuaires, toutes sortes de médicaments, c'était dans l'idée que l'organisme saurait re-connaître parmi eux celui qui convenait à ses besoins.

De même, dans le mouvement général que lui impriment les applications de l'hydrothé-rapie, l'organisme sait reconnaître les points qui doivent être touchés d'une manière parti-culière.

## II

## Drap mouillé (*Il lenzuolo bagnato*)

Nous commencerons par le *drap mouillé*, forme tout à fait spéciale et distincte de toutes les autres. Il s'agit, comme on le sait, d'un drap capable d'envelopper complètement toute la personne. Après avoir été trempé dans une eau d'une température déterminée (10, 20 ou 25° C.), on en enveloppe le patient et, en y passant les mains à plusieurs reprises, on exécute une friction, laquelle détermine un certain développement de chaleur qui s'en dégage comme une sorte de fumée.

La durée de l'opération varie de une à quatre minutes, maximum. Pour en obtenir tout l'effet désiré, il convient de l'abréger le plus possible, en tenant compte des conditions du patient. Son action est très différente suivant la quantité d'eau dont le drap aura été imprégné, suivant la température de cette eau, suivant la durée de l'opération et enfin suivant le mode de friction.

J'ai constaté sur 200 cas que, dans 140, la température du patient, après une friction faite avec une eau à 10-12° C., pendant une durée de 60 à 100 secondes, s'abaissait à peu près d'un dixième de degré. Les pulsations du pouls descendaient de 65-70 à 60-65, tandis que, pendant la friction, elles s'étaient élevées à 75-80. Les mouvements respiratoires avaient atteint de 20 à 30 dans environ la moitié des cas. Dans 60 cas sur 200, la friction faite avec une eau à température supérieure, de 16 à 20° C., laissait le malade dans des conditions à peu près normales, pour ce qui est de la respiration et de la circulation. La sensibilité cutanée était augmentée dans presque tous les cas, c'est-à-dire dans 90 0/0 des opérations.

Il survenait presque toujours après l'opération un fourmillement à la peau, point désagréable, mais légèrement irritant, et qui ne disparaissait qu'après une réaction complète. Les observations faites sur la force musculaire sont en trop petit nombre pour qu'il y ait à en tenir compte. Le plus grand inconvénient de cette opération est la difficulté d'établir un contact complet du drap avec chacune des parties du corps. Il faut attribuer à cela un défaut d'équilibre de la circulation, quelquefois une céphalalgie frontale, que j'ai observée plus souvent dans les cas où l'on avait fait usage d'eau à une température relativement élevée.

Comme indication, on peut établir que l'emploi du drap mouillé convient dans les cas où, pour des raisons spéciales, le patient se trouve dans une impossibilité plus ou moins complète de faire les mouvements nécessaires pour obtenir une réaction facile et rapide du froid (première réaction), c'est-à-dire les vieillards, les paralytiques, les hémiplégiques et tous ceux chez qui les fonctions cutanées sont très amoindries. Chez ces derniers, en particulier, il convient que la partie mécanique de la friction soit faite avec le plus grand soin, de manière à stimuler fortement les nerfs cutanés périphériques et à obtenir une prompte réaction.

Dans tous les cas, le drap mouillé est plus

ou moins excitant ; mais cette excitation est assez fugace. Je puis d'autant plus l'affirmer que j'ai pu, dans 32 cas, faire suivre un traitement prolongé avec ce même et seul procédé.

Cependant il sera prudent de ne pas y recourir chez les individus qui souffrent déjà d'un état de grande excitabilité ou de quelque irritabilité spéciale, comme il s'en rencontre si souvent chez les individus chez qui la digestion ou la nutrition s'opèrent mal.

## COMMENTAIRE

Fleury n'a consacré que quelques lignes à l'application du drap mouillé : « Si l'on veut obtenir l'effet sédatif, antiphlogistique, le malade reste enveloppé pendant plusieurs heures dans un drap de toile fortement mouillé, qu'on renouvelle toutes les cinq minutes. Si l'on veut produire l'effet excitant, révulsif, on jette sur le malade, qui est debout, un drap mouillé, plus ou moins fortement tordu, et l'on pratique, pendant deux à cinq minutes, avec les mains, d'énergiques frictions sur tout le corps (1). »

Macario ne s'occupe guère de l'enveloppement dans le drap mouillé, qu'il ne distingue du maillot humide que relativement à son emploi dans les maladies aiguës, à titre de sédatif. Il ajoute seulement : « On se sert souvent du maillot humide comme agent de sudation. Dans ce cas, on doit en prolonger plus ou moins longtemps la durée, suivant qu'on voudra obtenir une sudation plus ou moins abondante ; mais, en général, par le maillot humide, la sueur doit être peu copieuse. Lorsque celle-ci doit être abondante, on a recours au maillot sec. Ainsi, lorsque le malade qu'on a enveloppé dans le drap mouillé commence à transpirer, on le conduira sous la douche ou à la piscine. » Ce passage manque un peu de clarté (2).

Beni-Barde expose ainsi qu'il suit le procédé des *frictions avec le drap mouillé* :

« Toutes les fois qu'il est nécessaire de recourir aux frictions avec le drap mouillé, il faut

(1) Fleury, *Traité thérapeutique et clinique d'hydrothérapie*, 1866, p. 58.

(2) Macario, *Manuel d'hydrothérapie*, 1889, p. 88.

avoir présente à l'esprit cette règle invariable :

« Pour produire une action excitante, le drap doit être fortement tordu sur lui-même ;

« Pour obtenir une action moins excitante, ou même sédative, le drap doit être très mouillé.

« Voici en quoi consiste le procédé opératoire. Pour pratiquer la friction avec le drap mouillé fortement tordu, on se sert d'un drap très dur et suffisamment long, qu'on trempe dans l'eau froide et qu'on tord fortement, de manière à chasser le liquide contenu dans les mailles du tissu ; quand le drap est ainsi préparé, on le déploie et on le jette rapidement sur les épaules et le dos du malade, de manière à faire passer les extrémités en avant sur la poitrine, sur l'abdomen et sur les membres. Quelquefois, on mouille la tête en la recouvrant avec la partie supérieure du drap. Ces manœuvres doivent être exécutées rapidement, et, pendant que le malade se frictionne sur la partie antérieure du corps, on pratique de fortes frictions sur la partie postérieure et sur les extrémités.

« Quand, sous l'influence de la soustraction du calorique, de la réaction et des frictions, le drap mouillé s'est échauffé au contact du corps, et cela arrive deux ou trois minutes après le début de l'opération, on jette ce drap et on le remplace par un peignoir sec ou en molleton, à l'aide duquel on essuie ou on frictionne encore le malade.

« L'application étant terminée, on lui recommande de faire de l'exercice et surtout une promenade en plein air. Si le malade ne peut marcher, on y supplée par des mouvements passifs, du massage ou le repos au lit pendant quelques heures, lequel produit souvent alors une transpiration abondante.

« Le drap mouillé est souvent employé au début de la cure hydrothérapique, lorsqu'il convient de ne pas soumettre de prime abord le malade à un traitement trop énergique. C'est une sorte de procédé mixte qui tient le milieu entre la piscine et la douche..... et qui a cet immense avantage de pouvoir être employé à domicile chez les personnes qui ne peuvent se transporter dans un établissement.

« Le mouvement de réaction qui se produit après l'enveloppement avec le drap mouillé ne fatigue jamais les malades; aussi peut-on le provoquer plusieurs fois par jour... On a pu le faire sans inconvénient dix fois dans la même journée.

« Les frictions avec un drap non tordu se pratiquent de la façon suivante : le drap doit être long, large, très mouillé ; l'opérateur déploie ce drap et, au lieu de le jeter sur le dos du malade, il l'applique rapidement sur la partie antérieure, en ayant soin d'entourer le corps, les membres compris, de manière à le soustraire à l'influence de l'air extérieur. Au lieu de pratiquer des frictions énergiques, on exécute sur toutes les régions une espèce de tapotement avec les mains, qui peut durer sans inconvénient quelques minutes (1). »

E. Duval prescrit la même forme d'enveloppement : « Les frictions et la chaleur du corps, dit-il, échauffent le drap dans l'espace de deux à cinq minutes ; on l'enlève alors et on le remplace par un autre drap sec en grosse toile, avec lequel on exerce encore des frictions jusqu'à ce qu'une réaction soit bien établie. Lorsque le temps est froid ou l'atmosphère humide, on remplace le drap sec par une cou-

_______

(1) Beni-Barde, *Traité théorique et pratique d'hydrothérapie*, 1874, p. 158.

verture de laine ou une étoffe de flanelle, pour pratiquer les frictions. Le drap mouillé ainsi appliqué est excitant et assez puissamment révulsif.

« Quand on veut obtenir des effets sédatifs, on applique d'abord un drap tordu qu'on enlève presque aussitôt et qu'on remplace par un drap sec sans pratiquer de frictions. On recommence ensuite les deux mêmes opérations, jusqu'à ce que la température du corps soit notablement abaissée et la fréquence du pouls diminuée.

« On peut continuer ainsi ces substitutions pendant deux heures à deux heures et demie. Il y a même des hydropathes qui disent les avoir continuées pendant une demi-journée (1). »

Bottey a très bien décrit les effets du drap mouillé, qu'il applique de la même manière qui vient d'être exposée.

« La première impression du drap mouillé, dit-il, est pénible : le patient éprouve souvent de la suffocation; il y a un arrêt momentané

_____

(1) E. Duval, *Traité clinique et pratique d'hydrothérapie*, 1888, p. 102.

de la respiration, suivi d'inspirations rapides et profondes ; on constate un ralentissement du pouls.

« La peau rougit bientôt sous l'influence des vaisseaux périphériques dilatés, et l'afflux du sang à la peau sera d'autant plus considérable que la température du corps aura été plus élevée avant l'application du drap mouillé ; c'est pourquoi il est utile de pratiquer auparavant une préaction par l'exercice musculaire approprié, ou bien encore de subir le drap mouillé le matin, dans sa chambre, au sortir du lit. En somme, les effets du drap mouillé sont identiques, mais en proportion moindre, à ceux de la douche ; ce sont des effets excitants au niveau de la peau, c'est-à-dire révulsifs, décongestifs et toni-sédatifs, relativement à l'ensemble des fonctions organiques, ainsi que toutes les applications de l'hydrothérapie.

« Le drap mouillé rendra souvent des services, au début d'une cure hydrothérapique, chez les sujets délicats, car il n'entraîne pas une grande perturbation dans l'économie ; on pourra même, chez certains, très sensibles et ayant des tendances à l'oppression, commencer par un demi-drap sur la moitié inférieure du corps seulement.

« Le drap mouillé donnera de bons résultats dans les cas légers d'anémie, de lymphatisme, de chorée, de neurasthénie. Il convient parfaitement aux enfants chétifs et débiles, dont il relève les forces. Il est très utile chez certains sujets atteints d'inflammation chronique des voies digestives qui ont la peau chaude et sèche. C'est un excellent procédé d'hydrothérapie à domicile, que l'on pourra employer au point de vue hygiénique et prophylactique.

« Enfin, c'est un moyen de révulsion hydrothérapique très puissant à employer dans certaines fièvres typhoïdes graves, quand les phénomènes d'asthénie et d'adynamie cardio-vasculaire l'emportent sur les phénomènes d'hyperpyrexie, dans le cas, par exemple, où les malades ont la face vultueuse et les extrémités cyaniques (1). »

Le drap mouillé est, avec le bain frais, une des pratiques de l'hydrothérapie que le traitement des maladies aiguës emprunte à peu

_______

(1) Bottey, *De l'emploi du drap mouillé en hydrothérapie*, 1890.

près exclusivement à cette médication.

Son usage, qui peut se prêter à des procédés assez variés, comme on vient de le voir, répond alors à des indications sédatives. Celles-ci peuvent encore se retrouver dans les états chroniques où l'irritabilité domine, en raison de l'état constitutionnel ou d'un état patholo-gique particulier.

« La réaction qu'il provoque, dit encore Bottey, est faible et ne vient pas contrarier l'hypothermie produite par le contact de l'eau à la surface du corps. Du reste, quand on voudra obtenir des effets antithermiques plus accentués, on renouvellera l'application plu-sieurs fois dans une même séance, on aura soin de ne pas provoquer une trop grande calorification sous l'influence des tapotements, et on pourra terminer l'opération par la pro-jection sur le corps de deux ou trois baquets tempérés ou frais (1). »

Mais en hydrothérapie, l'indication excitante, point de départ des actions reconstituantes, est la plus commune. Le drap mouillé est alors pratiqué d'une façon différente. Bien que

(1) Bottey, *eod. loc.*, p. 9.

Dufay assure qu'il est beaucoup plus difficil
à supporter que la douche froide projeté
avec force (1), c'est, en somme, avec l'*affusio*
dont il sera parlé tout à l'heure, un procéd
de début ou de préparation à l'hydrothérapi
méthodique.

Mais il ne faut pas ignorer que c'est u
moyen beaucoup plus délicat dans son appl
cation que l'affusion, et dont l'opportuni
demande à être saisie avec beaucoup plus d
discernement.

(1) Dufay, *Des indications et des effets du traiteme*
*hydrothérapique*, 1864, p. 6.

# III

## Épongement et affusion (*La spugnatura e l'abluzione*).

L'*épongement* (1) (*spugnatura*) et l'*affusion* consistent à verser sur le dos du patient une quantité déterminée d'eau à 20-10° C., et pendant 40-60 secondes, soit directement, soit à l'aide d'une grosse éponge. Dans l'épongement, on agit avec calme, sans aucune action mécanique; dans l'affusion, au contraire, on procède avec une certaine précipitation et une certaine force, plaçant le patient à quelque distance (1 mètre) du récipient d'eau, et en lui ordonnant des mouvements réguliers et continus de fric-

(1) Le mot *épongement* n'est pas français, mais il est significatif, et du reste la seule traduction possible du mot *spugnatura* (*Note du traducteur*).

tion, de flexion et d'extension des articulations. L'impression qu'en reçoit le malade est assez douloureuse, la respiration devient fréquente et haletante, et, si l'on n'a soin de faire continuer au patient les mouvements recommandés, on risque de le voir pâlir, comme frappé de stupeur, et souvent demeurer extatiquement immobile. Ce n'est pas, en effet, une sensation agréable que l'arrivée sur son dos de cette eau qui ne lui laisse pas le temps de respirer et qui, peu à peu, se répand sur le reste de son corps. J'ai vu quelquefois, rarement il est vrai, se produire un effet tout contraire, c'est-à-dire une agitation presque choréique, qu'il fallait enrayer au plus tôt pour prévenir le vertige. Sur 800 cas environ, j'en ai rencontré 700 qui, après cinq ou six applications, permirent de recourir à des procédés plus excitants, plus complexes, et à des applications plus directes, comme douches, bains, etc., sans aucun inconvénient.

L'eau doit être administrée, pour les premières fois, à 25-20° C.; on en diminue ensuite peu à peu la température jusqu'à 10 à 12°. On commence quelquefois avec une eau à 25° préparée dans un récipient communiquant par un tuyau avec de l'eau froide dont le mélange abaisse graduellement la température jusqu'à 12°.

Le pouls s'élève, en général, de 65-70 à 75-80. La respiration est, durant l'opération, un peu anxieuse et moins fréquente (16-18 R.), pour devenir ensuite plus large et plus aisée.

La peau ne revêt pas l'aspect rose vif, animé, qu'elle présente après le drap mouillé et certaines autres applications; elle ressent plus tardivement l'effet du froid, et en général on ne remarque pas de réaction avant la friction avec un drap sec, qui doit suivre immédiatement l'opération.

La sensibilité cutanée est augmentée : avec l'estésiomètre de Weber, on rencontre des augmentations de 4 jusqu'à 6 $^m/_m$ dans les diverses régions du corps; on a constaté aussi un accroissement de la force de pression de 5 à 10 au dynamomètre de Collin.

Dans les autres 100 cas, il n'a pas été possible de reconnaître de différences sensibles.

L'épongement et l'affusion paraissent marcher de pair. L'un et l'autre ont une action légèrement excitante, mais qui n'est pas encore capable d'entraîner l'insomnie, la lipothymie, les douleurs de tête, la nausée, l'anorexie, comme certains autres procédés dont il sera question plus loin.

Le linge mouillé, l'épongement, l'affusion, sont trois opérations de grande utilité pour accoutumer les malades au traitement sans qu'ils aient à en subir de secousses trop fortes; mais elles ne sont pas indispensables (comme l'ont prétendu quelques-uns) pour entreprendre une cure utile.

## COMMENTAIRE

L'affusion est une des formes les plus faciles et les plus vulgaires de l'hydrothérapie. Elle peut servir à préparer à des procédés plus énergiques et convient à une foule de circonstances où l'indication de l'hydrothérapie relève autant de l'hygiène que de la thérapeutique; voici comment je conseille habituellement d'y procéder :

Le patient se place sur un baquet vide ou sur tout autre excipient assez large pour ne pas permettre à l'eau de rejaillir sur le sol

environnant. A côté, et à hauteur de la main
de l'opérateur, est placé un seau plein d'une
eau froide dont la température devra être,
suivant les cas et les possibilités, entre 10 et
18°. De 12 à 15° me paraît être la moyenne le
plus habituellement convenable. Une grosse
éponge, semblable à celle dont on se sert
dans les établissements de bains pour nettoyer
les baignoires, est plongée dans le seau, et
exprimée, jusqu'à épuisement de celui-ci, sur
le dos, puis sur la poitrine et sur les épaules,
de manière à ruisseler, avec un contact aussi
complet que possible, sur toute la surface du
corps. L'opération doit être pratiquée vivement et ne pas dépasser de douze à vingt
secondes. Puis le patient est enveloppé d'un
drap sec un peu rude, et essuyé par une friction vive qu'il opère d'un côté tandis qu'il
la subit de l'autre. Puis il s'habille rapidement
et doit se livrer ensuite à quelque exercice
actif. Dans les circonstances où cette dernière
condition se trouvera impraticable, le patient
bien seché devra être replacé dans son lit,
et enveloppé dans une couverture de laine et
couvert autant qu'il sera nécessaire, avec au
besoin une boule d'eau chaude aux pieds.

Mais il faut faire attention que cette dernière pratique devra avoir pour effet d'entraîner une *sudation*, qui n'aura pas toujours été dans le programme.

L'affusion est quelquefois pratiquée à l'aide d'un arrosoir que l'on vide sur le patient. Ce n'est pas une pratique à recommander, le contact effectif de l'eau froide avec la surface du corps se trouvant très réduite et tout à fait insuffisante.

Delmas fait à ce sujet les remarques suivantes :

« Il ne faut jamais employer l'arrosoir muni d'une pomme, quand on recherche l'effet excitant de l'eau froide ; la division du liquide en jets fins et multiples augmente alors l'effet sédatif dans une proportion d'autant plus considérable qu'on n'a pas ici la force de pression nécessaire pour le contrebalancer. Cet appareil primitif pourrait, au contraire, s'employer utilement pour l'affusion sédative, en place d'un seau d'eau qu'on verse doucement sur le corps. Cette observation est d'autant plus importante que souvent on est tenté de recourir à un arrosoir muni de sa pomme, parce qu'il semble, au premier abord, donner une douche en pluie imitant assez bien celles qu'on administre dans les établissements hydrothérapiques (1). »

Suivant Beni-Barde, l'affusion peut avoir une action excitante, une action sédative et une action à la fois excitante et sédative. Pour déterminer la première, l'eau employée doit être froide et l'application courte ; pour obtenir la seconde, on élève la température de l'eau ; pour produire la troisième, qui est fort utile chez les malades qu'il faut à la fois calmer et tonifier, on emploie de l'eau modérément froide et on prolonge l'application ou on la renouvelle fréquemment.

« L'eau dont on se sert pour pratiquer l'affusion est donc à une température qui varie suivant les effets qu'on veut produire. On place le malade, complètement nu, dans une baignoire vide. Le seau étant maintenu à quelques centimètres au-dessus de la tête, on verse le liquide de façon à ce qu'il tombe en larges nappes sur le corps du patient. La percussion n'est point douloureuse, car la force de projection est peu considérable ; il y a plutôt une

(1) Paul Delmas, *De l'hydrothérapie à domicile*, 1868.

gêne de la respiration qu'une véritable suffocation ; dans tous les cas, la sensation n'est pas
très pénible. »

Je ne crois pas qu'il faille trop généraliser
l'application de l'affusion sur la tête : il me
paraît devoir être suffisant, et souvent préférable, de mettre sur la tête un linge mouillé
et de ne faire partir l'affusion que de la hauteur des épaules. Quant à la forme de l'affusion
elle-même, tout en prenant en grande considération l'expérience supérieure de Beni-Barde,
je suis porté à considérer l'affusion par épongement comme généralement préférable à
l'affusion par le seau ; mais celui-ci produit
une impression plus soudaine et plus vive
qu'il peut y avoir lieu de rechercher dans certaines circonstances.

Le moment du lever sera généralement
choisi pour l'affusion, pendant que le corps
conserve encore la chaleur, ou même la sueur
du lit.

On voit cette même pratique s'établir, surtout dans la race saxonne, chez des gens qui
en font un usage purement hygiénique, quelquefois même d'agrément, les uns sous forme
de simple lavage, d'autres sous forme d'as-

persion, — soit au lever, soit après un exercice violent, l'escrime en particulier. D'autres se plongent chaque matin dans un bain froid. Les hommes trouvent là un élément de vigueur et de résistance aux intempéries de l'atmosphère ; les femmes y cherchent un moyen de conserver ou de raviver leur beauté.

On comprend comment l'habitude devra enlever toute portée thérapeutique aux pratiques de ce genre, tandis qu'il en est tout autrement chez ceux qui ne se sont pas entraînés ainsi. On sait du reste qu'il est bien des exercices purement hygiéniques, tels que l'escrime, l'équitation, etc., qui, introduits à l'improviste dans les habitudes, peuvent revêtir un caractère véritablement thérapeutique.

Pour en revenir à la pratique hydrothérapique, il ne faut pas oublier que l'épongement, l'affusion à l'aide d'un seau, la projection à une certaine distance ou l'écoulement paisible constituent des nuances très effectives d'où dépend le caractère sédatif, tonique ou bien excitant de l'opération.

# IV

## Demi-bain (*Il mezzo bagno*).

Le *demi-bain*, peu décrit par les auteurs, est d'une utilité incontestable dans les cas où, en raison des conditions pathologiques, il faut se préoccuper de l'état des organes thoraciques.

On place le patient dans un récipient ou une baignoire remplie d'eau à moitié. Le baigneur, armé d'une éponge, fait couler sur la nuque et le dos l'eau qu'il puise dans la baignoire. Pendant ce temps, le patient s'agite en se frottant la poitrine et les jambes et en faisant des mouvements d'extension et de contrextension des jointures. L'opération ne dure jamais plus de 2 à 4 minutes. On commence généralement par une température de 20° C.,

que l'on fait descendre peu à peu jusqu'à
14-10°.

Dans la généralité des cas, la température
du malade n'éprouve pas de changement sensible. Même dans le demi-bain de 10° à 16°,
durant de 1 à 3 minutes, on ne la voit aug-
menter que de 1-2 dixièmes de degré.

Sur 660 observations, j'ai rencontré plus de
500 cas de tolérance absolue. Le patient a l'impression brusque (comme dans le bain général
et dans d'autres procédés) d'angoisse, de palpitations, de plénitude de tête, etc., mais il
conserve un calme relatif.

La peau ne rougit pas aussi promptement
que sous la douche ou le drap mouillé. On
peut en dire autant de la sensibilité cutanée
qui n'éprouve qu'une légère augmentation très
inférieure à ce qui s'observe dans les autres
opérations. Aucune variation au dynamomètre.

Le demi-bain trouve son indication la plus
directe chez les individus qui souffrent d'un
asthme bronchique ou de palpitations par suite
d'anémie ou d'autres causes. On n'observe
jamais chez eux les inconvénients que le bain
entier laisse à redouter.

En général, après l'opération, les malades se trouvent soulagés, calmés et sont pris d'un état de bien-être relatif. Les individus à qui on la conseille le plus souvent sont affectés de tabès vrai, de pseudo-tabès, de sclérose en plaques, d'irritation spinale, d'insomnie sans cause notoire. Il faut remarquer que, chez ces sortes de malades, il convient souvent de faire suivre le demi-bain d'une petite douche en pluie à la température de 12° C., avec une pression d'à peu près une atmosphère et d'une durée de 30 secondes. On obtient ainsi un relèvement de l'état d'affaissement ou de débilité qui suit facilement les autres procédés hydriatiques.

## COMMENTAIRE

Le demi-bain, que l'on a appelé aussi *bain partiel*, mais qu'il faut distinguer du bain de siège et du bain de pieds, auxquels s'applique mieux cette dernière désignation, n'est pas très fréquemment usité, et la plupart des ouvrages sur l'hydrothérapie ne lui accordent que peu de place.

Voici comment Fleury s'exprimait à son sujet :

« Une baignoire en bois contient de 6 à 15 pouces d'eau, dont la température varie entre 18 et 4° R. Le malade s'asseoit dans la baignoire, et un ou plusieurs aides le frictionnent vivement sur toutes les parties du corps avec les mains, qu'ils trempent dans l'eau du bain pendant un espace de temps qui varie entre trois et dix minutes.

« Le bain partiel remplace parfois le grand bain après la sudation ; il est d'un fréquent usage après l'enveloppement dans le drap mouillé. Souvent il est employé comme dérivatif contre les diverses congestions, tant cérébrales que thoraciques, et alors on y joint des affusions d'une eau plus froide sur la partie congestionnée. La durée du bain est, dans ces cas, de quatre, six et même neuf heures ; l'eau est renouvelée à mesure qu'elle se réchauffe (1). »

Priesnitz avait souvent recours au bain partiel pour produire une réaction violente sur toute l'économie, et alors il le faisait

_______

(1) Fleury, *loc. cit.*, p. 56.

prendre à 4 ou 6° R., et sa durée était de une à trois heures, temps pendant lequel on ne cessait de frotter le malade. Généralement, pour obtenir une vive réaction, il le donnait alternativement avec le grand bain froid. Ainsi, après quelques minutes de friction dans le bain partiel, le malade était plongé dans le bain de cuve, d'où on le retirait aussitôt pour le mettre de nouveau dans le bain partiel ; dix minutes après, une nouvelle immersion était faite dans le grand bain ; puis on donnait encore un bain partiel, et ainsi de suite, quelquefois jusqu'à ce que le malade ne pût en supporter davantage (1).

Suivant Macario, la durée du demi-bain peut être prolongée fort longtemps, plusieurs heures : c'est lorsqu'on veut provoquer une profonde perturbation dans toute l'économie et faire naître la fièvre (2).

Macario rapporte également la pratique de Priesnitz, qui employait beaucoup ce genre de bains dans les congestions cérébrales, les névropathies générales et surtout dans la fai-

---

(1) Schedel, *Examen clinique de l'hydrothérapie*, 1845.
(2) Macario, *loc. cit.*, p. 61.

blesse des membres inférieurs, et encore chez les malades très faibles qu'on n'osait soumettre exclusivement à l'emploi de l'eau froide, de crainte que la réaction ne se fît point chez eux d'une manière suffisante.

Il s'agit, d'après les passages que je viens de rapporter, de procédés et d'actions tout autres que ce dont a parlé le D$^r$ Burgonzio. N'ayant pas d'expérience personnelle suffisante de ces procédés d'application, je ne saurais exprimer d'opinion à leur sujet. Il paraît seulement qu'il s'agit d'opérations assez compliquées, quelquefois très fatigantes, et qui doivent être réservées pour des cas très particuliers.

« Le demi-bain, dit Beni-Barde, est employé principalement dans les établissements d'Allemagne ; en France, son usage est très restreint. Le malade est placé dans une baignoire ordinaire dans laquelle on verse de l'eau froide jusqu'à une hauteur de 30 à 40 centimètres. Pendant la durée du bain, les parties non immergées, telles que la tête et la poitrine, sont lavées avec de l'eau froide, et les membres inférieurs sont, en même temps, frictionnés dans l'eau vigoureusement. Après la sortie du bain, qui dure quelques minutes, on accélère la réaction en recommandant le mouvement et l'exercice, ou bien en plaçant le malade dans un lit préalablement chauffé.

« Le demi-bain très froid ne peut être de longue durée. Il peut remplacer le bain entier quand les malades sont dans un état qui ne leur permet pas de supporter facilement la pression exercée par l'eau sur le thorax, et le bain de siège pour ceux qui ne peuvent se prêter à la position qu'il exige.

« Le demi-bain peut être presque toujours remplacé par la douche, qui est un modificateur plus commode, plus sûr et tout aussi efficace. Cependant, il pourra rendre des services particuliers, par exemple dans certains cas d'hyperesthésie et d'engourdissement des membres inférieurs, symptomatiques d'une paralysie commençante (1). »

(1) Beni-Barde, *loc. cit.*, p. 150.

# V

## Le bain entier (*Il Bagno intero*).

Le *bain entier* ne réclame pas de description, étant aussi bien connu des profanes que des hommes de l'art. Il y en a de mille variétés. Toute variété de température du bain constitue une forme différente et détermine des résultats divers.

Du simple bain de propreté au bain généralement usité, il y a une distance énorme. L'un dégage les pores de la peau, dissout les matières grasses, entraîne les détritus de la peau ; l'autre vivifie les vaisseaux cutanés en les contractant et en les habituant à la contraction, provoquant ainsi une véritable révolution dans la masse sanguine, alors que les échanges organiques s'y trouvent retardés.

Les malades, aussitôt levés le matin, courent se jeter dans un récipient rempli d'eau à 18-10° C., profitant de la chaleur recueillie à la superficie de la peau pendant la nuit (laquelle, dans 150 mensurations, fut trouvée entre 36°,8 et 37°,3 C.), et, après y être demeurés de 40 à 100-130 secondes, et en ayant eu soin de s'yagiter continuellement et de s'y frictionner, en sortent pour subir une friction sous un drap sec.

L'action du bain général est toujours excitante, quand celui-ci a été pris à une température inférieure à 20° C. et d'une durée de plus de deux minutes. Les patients éprouvent en entrant dans le bain une impression fort pénible, mais très passagère. La peau pâlit instantanément, pour prendre aussitôt après une teinte d'un rose vif ; la respiration, momentanément suspendue, s'accélère ; le pouls, déprimé d'abord, se relève et il survient une augmentation de ses pulsations, ainsi que de la chaleur de la peau. En même temps que cette sensation de chaleur, pénètre un sentiment de bien-être qui se continue par la réaction, laquelle doit être plus longue qu'après toute autre opération hydrique. En réalité, il est facile de s'assurer par la pratique que, de tous les procédés hydriatiques, le bain entier est celui qui peut le plus facilement occasionner de sérieux inconvénients ; dans aucun autre, la peau ne se trouve aussi uniformément en contact avec l'eau et ne cède à celle-ci une égale proportion de sa propre chaleur, sauf cependant la piscine ou grande vasque natatoire, dont il sera parlé plus loin.

Pour peu que la réaction se fasse incomplètement, en outre des frissons qui apparaissent aussitôt, il survient un resserrement de la pupille, de la céphalalgie frontale, avec nausées, pesanteur à l'épigastre, palpitations, somnolence et endolorissement général.

L'augmentation des pulsations du pouls, après environ un quart d'heure de réaction, fut de 65-68 à 70-75.

A l'estésiomètre de Weber, la sensibilité cutanée s'est montrée accrue jusqu'à 5 $^m/_m$, spécialement à la partie interne des cuisses ; au dynamomètre de Collin, au contraire, l'augmentation fut de très peu de chose, de 5-8 kilos. Sur 4,000 bains environ que j'ai prescrits, je puis tenir compte de 2,500 au moins ; or, je puis affirmer, d'après ceux-ci, que :

dans le traitement hygiénique préventif auquel ont souvent recours les individus facilement affectés de rhumatismes musculaires vagues, le bain général satisfait très bien à l'indication, mieux que tout autre procédé. Si l'on tient toujours compte des diversités de température nécessaires, le bain général est indiqué chez les personnes atteintes de paralysie générale progressive, étant toujours bien entendu qu'il s'agit du premier stade, d'affections chroniques des muqueuses, catarrhes vésicaux, utérins, etc., ainsi que d'affections nerveuses vagues, de forme hystérique.

A propos du bain général, j'ouvrirai une parenthèse pour parler du bain chaud avec irrigation froide sur la tête et du bain de Ziemssen.

Ce procédé n'a encore été que peu expérimenté. Le patient étant placé dans une baignoire ordinaire pleine d'eau à 30-33° C., au bout de deux minutes on lui fait couler sur la tête un courant d'eau à 10° C., avec un arrosoir à trous très fins et sans pression, entre 5 à 10 minutes environ.

Ces observations ont été prises sur des individus affectés de pachyméningite, de mé-

ningite cérébro-spinale dans le stade de sub-
acuité, avec parésie du nerf facial, du glosso-
pharyngien, avec retard des manifestations
intellectuelles, paralysie générale progressive
et épilepsie.

Dans deux cas, le pouls était petit, lent ; dans
trois autres à peu près normal, et il offrait
quelques légères intermittences. Chez tous,
pendant la durée du bain, le pouls descen-
dait de 65 à 60 pour la plupart, quelquefois
jusqu'à 55 ; la respiration, au contraire, se faisait plus librement chez les deux premiers ;
chez les autres, elle était plus pénible ; la peau
ne rougissait que faiblement, l'intelligence
paraissait encore plus tardive, les malades
tenant leurs yeux fermés et ne répondant plus
aux questions qui leur étaient adressées. Dans
un cas d'épilepsie, quelques secondes après
l'impression de l'irrigation froide sur la tête,
il s'éveilla tout à coup des contractions
musculaires isolées, du trismus, une sensation de pesanteur, de la céphalalgie, et il ne
fut pas possible d'obtenir du malade qu'il res-
tât plus de 4-5 minutes dans le bain. Il est
inutile de dire que l'examen de la sensibilité
cutanée, non plus que l'examen dynamomé-

trique ne furent possibles pendant l'opération.

Dans deux cas de méningite, après le bain, le
pouls remonta à 62-65° et un quart d'heure après
à 70°, la respiration s'accéléra (24-26), l'intelligence se manifesta tout à coup plus claire, la
parole était moins empâtée et les malades ne
*scandaient* pas aussi nettement. Les pupilles
réagissaient plus librement, et enfin la loco-
motion était moins incertaine. Il est permis de
penser que les malades trouvaient là un certain
soulagement de ce procédé, auquel ils se sou-
mettaient avec moins de répugnance.

Après un traitement de vingt jours, comme il
me paraissait que les malades en avaient retiré
quelque avantage, je fis terminer l'opération
que je viens de décrire par une douche générale en pluie, très courte, à la température de
12° C., à la pression de 1/2 atmosphère et
d'une durée de 20 secondes.

J'ai voulu essayer d'autres fois ce même
procédé chez des malades affectés de paralysie
générale progressive au second degré; mais,
en raison de leur agitation continuelle et de
leur extrême mobilité, il ne fut pas donné
suite à ces observations.

## COMMENTAIRE

Il n'est généralement pas question du *bain entier* dans les traités d'hydrothérapie. E. Duval, Macario, ne le mentionnent même pas. Beni-Barde ne parle que des bains dont la température excède 30° C., ce qui n'est plus du ressort de l'hydrothérapie.

C'est que l'on admet que le bain entier froid ne doit se prendre que dans la piscine (1).

Si la piscine ne se prête à aucune activité méthodique en raison de la brièveté de l'immersion, qui ne devra même souvent n'être qu'instantanée, elle se prête seule à une activité effective, indispensable, si sa durée se prolonge, ne fût-ce que de une ou deux minutes, activité impossible à réaliser dans une baignoire. Cependant au-dessous d'une minute, et s'il n'est question que de plonger le malade à peu près instantanément dans l'eau froide, il paraît indifférent de le faire dans une baignoire, dans une cuve ou dans une piscine.

_______

(1) Je reviendrai, dans le chapitre consacré à la *piscine*, sur l'action du bain froid hydrothérapique.

En réalité, les bains de baignoire froids ne sont guère usités que dans les maladies aiguës.

J'ai pensé qu'il y aurait intérêt à introduire ici la *technique du traitement réfrigérant* dans la fièvre typhoïde. Si ceci ne rentre pas dans le domaine commun de l'hydrothérapie, c'est, en réalité, une pratique hydrothérapique appliquée à une maladie aiguë. Tout ici dépend scrupuleusement du mode, et il est à croire que les praticiens éprouvent quelquefois un certain embarras à recourir à une médication qui ne leur était pas familière, alors que tous doivent avoir le sentiment que la moindre faute commise dans son application peut ou en annihiler les bons effets, ou en compromettre plus gravement les résultats. Dans tous les cas, ce sujet rentre plus sûrement encore dans le cadre de ce livre que les bains de vapeur ou les bains chauds.

J'ai pensé encore que je ne pouvais mieux faire que d'emprunter à un article magistral du docteur Jules Arnould les détails nécessaires, et de les reproduire textuellement :

« Les bains doivent être de 18 à 20° C., de quinze minutes de durée et répétés toutes les trois heures, tant que la température rectale dépasse 39°. Dans les cas graves, quand l'hyperthermie est grande, Brandt recommande de placer la baignoire parallèlement au lit du malade, de façon à ne pas lui faire subir un déplacement trop grand.

« Quand le malade est dans la baignoire, on lui place une compresse d'eau froide ou même une vessie de glace sur la tête, surtout lorsqu'on redoute des symptômes nerveux. Le malade doit rester plongé dans l'eau jusqu'au col, et il est important, pour éviter les complications pulmonaires, que ses épaules ne sortent pas du bain. Le bain terminé, le malade est entouré d'un drap et d'une couverture, et reconduit dans son lit sans être essuyé. Une fois recouché, on le laisse peu couvert, la couverture ne remontant pas jusqu'à la poitrine. On lui fait prendre alors un demi-verre de vin vieux et un peu de potage.

« La durée des bains doit varier, suivant les cas, entre huit et quinze minutes. Il est indispensable que le bain soit donné de trois en trois heures, *même la nuit*. Ce n'est qu'à ce prix que l'on peut espérer obtenir de la méthode les résultats qu'on est en droit d'attendre d'elle. Ce n'est que dans des cas bien rares, quand la température n'atteint pas 39°, que l'on peut se départir de cette rigueur. Il va sans dire que, lors de la défervescence et au début de la convalescence, ce degré étant moins souvent atteint, le nombre des bains quotidiens est alors diminué.

« L'application de cette méthode demande donc que la température des malades soit prise toutes les trois heures ; il est également utile de la prendre après chaque bain pour constater l'abaissement obtenu. Une haute exacerbation fébrile peut bien, malgré tout, se produire entre deux bains, et même peu de temps après le bain ; mais son importance est presque nulle à cause de son peu de durée, le bain suivant la faisant cesser. Raymond Tripier et Bouveret recommandent des bains de deux en deux heures, quand l'ascension thermique est élevée et prompte à se reproduire.

« Il n'y a aucun inconvénient pour le malade à continuer l'emploi des bains la nuit ; bien au contraire, c'est à la sédation des symptômes produits par eux qu'il doit de pouvoir reposer quelque temps après chaque immersion. Une interruption nocturne est toujours fàcheuse en ce sens qu'elle augmente la résistance à la défervescence pour le lendemain.

« Les premiers bains froids causent au malade, si tant est qu'il ait toute sa connaissance, une vive appréhension. Il est certain que le contact de l'eau froide produit chez lui une véritable douleur ; mais cette impression dure à peine. Il éprouve une légère angoisse, un peu d'oppression, surtout s'il pénètre dans le bain peu à peu, au lieu de s'y plonger brusquement. Le meilleur moyen d'éviter cette gène respiratoire d'ordre réflexe est de pratiquer immédiatement une affusion froide sur la tête (Chapuis). Bientôt, le malade ressent un véritable bien-être et n'éprouve à nouveau un certain malaise que vers la huitième minute ; c'est le prélude du frisson. Ce frisson annonce le commencement de l'abaissement de la température centrale, et la défervescence obtenue est d'autant plus grande que cette période de frisson est plus longue ; reconduit à son lit, le malade se trouve beaucoup mieux qu'avant le bain et s'endort presque aussitôt d'un sommeil tranquille.

« L'application des bains froids amène rapidement une diminution de l'intensité des symptômes ; les phénomènes d'ordre nerveux disparaissent les premiers, trois ou quatre bains emportent le délire (Chapuis). Au bout de quelques jours, l'aspect du malade change complètement ; son intelligence se réveille, il sort de sa torpeur et sa physionomie respire le bien-être.

« Il ne faut pas croire que l'abaissement de la température obtenu après chaque bain froid soit considérable ; il ne dépasse guère 0,8 à 1,2. Des abaissements de 2 à 3 degrés sont très rares ; souvent même, ils ne sont que de 0,2 à 0,5. Après le bain, la température descend encore pendant un quart d'heure environ, reste stationnaire jusqu'à la fin de la première heure, pour remonter ensuite. Au commencement de la maladie, les rémissions sont faibles et ne deviennent considérables que dans les derniers jours.

« Les médecins lyonnais s'accordent pour reconnaître que les bains froids n'agissent pas seulement en déterminant l'abaissement de la température, abaissement parfois peu considérable, mais agissent surtout en modifiant l'allure de la maladie et en prévenant les complications. Il semble que la virulence du poison typhique ait été atténuée et qu'il soit désormais impuissant à produire sur les organes des localisations durables. Brandt se croit autorisé à dire : le traitement par les bains froids, méthodiquement employé dès le début, donne un succès positivement assuré et permet toujours d'éviter la mort. R. Tripier et Bouveret considèrent également le succès comme à peu près certain toutes les fois que le malade sera baigné avant le cinquième jour de la maladie. Les chances de guérison diminuent à mesure que le début du traitement devient plus tardif. Les bains froids employés à une période ultérieure de la maladie exercent seulement une action favorable sur les symptômes existants, mais ne modifient pas son cours général et ne préviennent plus les complications. Commencé après le quinzième jour, le traitement perd la plupart de ses avantages et présente même des dangers dans son emploi, car on est alors à la période des complications.

« On a reproché à la méthode du traitement hâtif employé dès les premiers jours l'inconvénient d'être appliqué avant que le

diagnostic soit tout à fait certain. Or, il n'y
aucun danger à baigner des embarras gastr
ques ou des pneumonies, alors qu'il y a u
avantage certain à baigner les typhiques dè
le début. L'erreur de diagnostic, au cas où ell
existerait, est de peu d'importance. Les ty
phiques, ainsi soignés dès la période d'inva
sion, voient leur maladie suivre un cours tou
à fait normal et ont une convalescence parti
culièrement rapide et presque caractéristique

« Brandt est exclusif : il fait baigner toute
les fièvres typhoïdes, légères ou graves, et i
s'appuie sur ce fait d'observation clinique qu
les symptômes initiaux ne peuvent nullemen
faire prévoir quelle sera la gravité de l
maladie.

« L'école lyonnaise partage cet avis : l
traitement par les bains froids doit toujour
être appliqué, sauf à l'être moins sévèremen
ou même à être cessé quand les symptôme
s'amendent. On reconnaît généralement qu'il
est indispensable de baigner les formes ataxi-
ques, celles où la stupeur et l'adynamie sont
nettement accusées, les fièvres à température
extrême et celles où il n'y a pas de rémission
suffisante le matin, les malades chez lesquels

le pouls est faible et très fréquent, et enfin ceux dont l'état typhoïde est très accusé. Il y a donc bien peu de cas qui ne soient justiciables de la méthode de Brandt. Il n'y a guère de contre-indication à l'emploi des bains ; les complications broncho-pulmonaires n'en constituent pas une ; elles sont, au contraire, améliorées ; il en est de même des complications rénales. Pour Chapuis, la pneumonie survenant au déclin de la maladie, les lésions pulmonaires anciennes préexistantes et surtout l'emphysème contre-indiquent de la façon la plus absolue la méthode réfrigérante. A Lyon, les hémorragies ne sont pas envisagées comme une contre-indication du bain ; on suspend le traitement le jour de l'hémorragie, pour le recommencer le lendemain. Quand il s'agit de commencer l'emploi des bains après le quinzième jour, il faut s'assurer auparavant de l'état du cœur ; la possibilité d'une syncope est une contre-indication (1). »

Pour résumer cette longue citation, dont il n'y a pas à regretter l'étendue et dont il

______

(1) Jules Arnould, *Dictionnaire encyclopédique des sciences médicales*, t. XVIII, 7ᵉ série.

n'y a pas un mot à retrancher, je reproduirai le texte de la pancarte que M. Juhel-Renoy fait afficher au lit des malades de son service à l'hôpital:

1° Prendre toutes les heures, jour et nuit, la température du malade et, chaque fois que le thermomètre marquera 39° (température rectale), donner un bain de quinze minutes à 20°.

2° Faire à trois reprises différentes durant deux minutes, au commencement, au milieu et à la fin du bain, une affusion avec de l'eau à 15°, versée lentement sur la nuque.

3° Faire boire le malade pendant le bain.

4° Sortir le malade du bain, s'il ne peut le faire seul, et l'étendre sur un drap sec, avec lequel on l'essuiera *sans toucher à l'abdomen.* Couvrir très peu le malade, qui doit continuer à frissonner après le bain.

4° Vingt minutes après le bain, la température sera de nouveau prise et consignée sur une feuille placée au lit du malade (1).

(1) Juhel-Renoy, *La médecine moderne,* 1890.

# VI

## Piscine (*La piscina*).

On donne le nom de *piscine* à une vasque
d'une certaine capacité, qui ne doit pas être
moindre de 50 hectolitres et de 8 mètres cubes
environ. L'eau y peut être courante ou immobile, et sa température de 10 à 18° C.

La piscine froide diminue la sensibilité nerveuse exagérée, calme l'excitabilité musculaire et produit difficilement des effets d'excitation générale ; aussi est-elle rangée parmi
les procédés sédatifs. Ceci est juste jusqu'à un
certain point, parce que l'effet en est très différent suivant la température et la durée du
séjour qu'on y fait. Sur 90 cas de bains
de piscine, 65 furent pris dans la piscine à

eau courante, à une température de 10-18° C.,
et pendant une durée de 50 à 120 secondes.
L'examen du pouls donna une augmentation
de 65-70 à 75-84. La température demeura à
peu près stationnaire et jamais supérieure
à 37°,2 C.

Presque tous les individus examinés déclarèrent éprouver un sentiment de bien-être
notable, et surtout on avait obtenu un certain
degré de somnolence ou de vrai sommeil, chez
ceux que l'on traitait pour insomnie.

Dans les autres 25 cas, les malades avaient
séjourné dans la piscine de 2 à 3 minutes. On
observa chez eux l'accélération du pouls de
65-70 à 75-78, et la diminution de la respiration de 20-22 à 16-18 R. Ils déclarèrent qu'ils
s'étaient sentis légèrement excités, pour éprouver ensuite une sensation véritable de fatigue
et de courbature générale, pendant un quart
d'heure après l'opération.

On n'a fait usage que dans un très petit
nombre de cas de la piscine à titre d'excitant,
à la suite de l'enveloppement prolongé prescrit pour obtenir une exsudation abondante, à
l'effet de combattre l'insomnie ou d'autres formes d'excitabilité.

## COMMENTAIRE

E. Duval fait très justement remarquer que la piscine hydrothérapique, c'est-à-dire froide, n'est destinée qu'aux immersions proprement dites, le séjour devant toujours y être de très courte durée; sans doute, on doit toujours s'y livrer à des mouvements actifs pendant tout le temps qu'on y demeure, mais il n'y faut songer ni à la natation, ni à aucune sorte de gymnastique (1).

Il n'est donc pas nécessaire que la piscine ait une grande étendue, et, s'il est préférable que l'eau y soit courante, je ne crois pas que ce soit là une condition très importante.

Le bain froid doit toujours être de courte durée, et il n'y a jamais d'avantages, quelquefois des inconvénients sérieux, à le prendre à une température trop basse, au-dessous de 8° par exemple. Il est ici question des bains de piscine, à eau courante ou non courante, et non

(1) Duval, *l. c. cit.*, p. 108.

des bains de rivière ou de natation (1), comme il n'est question que du bain thérapeutique.

Il faut éviter, en général, de le prendre à jeun, la réaction devant être plus difficile alors. Un léger aliment peut le précéder immédiatement.

Il est sans inconvénient, et souvent utile, de le prendre le corps étant en sueur. Il n'est pas nécessaire de rappeler à ce sujet l'exemple des anciens Grecs et Romains, les habitudes hygiéniques modernes, au moins dans les grandes villes, ayant familiarisé jusqu'à un certain point avec cette pratique si vulgaire dans l'ancien temps. C'est également une pratique commune après un séjour dans une étuve; mais, dans toutes les circonstances de ce genre, je crois la douche froide préférable au bain, et l'usage en est effectivement beaucoup plus répandu. C'est alors également qu'une température de 10 à 15° devra être préférée à une température plus basse.

La durée de ce bain devra être d'autant

______

(1) Je crois qu'il est bon de se méfier des bains de rivière pris dans des eaux très froides, comme celles qui sortent des glaciers.

plus courte qu'on voudra solliciter une réaction plus sûre et plus vive.

Ce ne sera quelquefois qu'une immersion instantanée. Une minute me paraît, dans la plupart des cas au moins, une durée suffisante et salutaire. Fleury assure bien qu'il a pu prolonger impunément de vingt-cinq minutes jusqu'à une heure des immersions générales dans de l'eau non courante à 14 et même à 10°. C'était, il est vrai, dans un but expérimental ; mais ce ne sont pas là des expériences que l'on pourrait renouveler sans danger.

Il faut dire que le degré de tolérance pour l'eau froide varie énormément, suivant les individus, ainsi que les sensations que son contact fait éprouver. Le mouvement de l'eau courante, en renouvelant constamment le contact du liquide avec la périphérie, opère une soustraction de calorique plus rapide. On y supplée par l'exercice dans la natation ; mais on peut établir que le bain dans une piscine ou une baignoire à eau courante devra être plus court que dans un bain immobile.

Beni-Barde indique la température de 8 à 15° C. comme la mieux appropriée à la piscine, suivant les cas, et la durée de l'immersion comme devant être de trente secondes à quatre minutes

On doit y entrer résolument et sans hésitation, et, après s'être plongé dans l'eau, s'agiter le plus vivement possible pour combattre la sensation d'engourdissement que produit d'abord l'immersion, et contre laquelle il importe de réagir.

Une première immersion ne doit guère avoir qu'une minute de durée. Si la réaction a paru s'effectuer d'une manière satisfaisante, on pourra prolonger l'immersion, dans les séances suivantes, de quinze à vingt secondes chaque fois ; je doute qu'il convienne souvent de prolonger le bain jusqu'à quatre minutes.

C'est à tort, suivant Beni-Barde, que l'on a considéré la piscine comme un agent sédatif; administrée comme il vient d'être dit, elle excite moins que la douche, mais elle tonifie et finit par régulariser les fonctions du système nerveux. C'est pourquoi certaines névroses excitantes, développées dans un organisme affaibli, sont très heureusement combattues par ce moyen.

En dehors de ces applications spéciales, on utilise la piscine après une sudation, afin

d'abaisser la température du corps artificiellement élevée; elle est aussi très salutaire pour
combattre la fatigue et l'insomnie.

La piscine est contre-indiquée chez les hys-
tériques qui crachent le sang ou qui ont de
violents accès de suffocation, chez certains
vertigineux, chez les personnes atteintes d'affections cardiaques ou pulmonaires, ainsi qu'au
début du ramollissement cérébral et dans les
maladies congestives de la moelle.

Nous voyons donc, continue Beni-Barde,
que la piscine est spécialement indiquée dans
les névroses excitatives qui ont pour base ou
pour principe un état anémique.

Lorsque ces névroses excitantes ne sont
point engendrées par l'anémie, ou que l'excitabilité est tellement prononcée que le malade
ne peut supporter le contact de l'eau froide
sans éprouver une aggravation de son mal, il
faut, de toute nécessité, procéder par d'autres
moyens. Dans ce cas, il importe d'obtenir une
véritable sédation du système nerveux, et,
pour arriver à ce résultat, il conviendra d'employer l'eau à une température plus élevée (1).


(1) Beni-Barde, *loc. cit.*

Il faut remarquer ceci : c'est qu'alors qu'on doit recourir aux bains prolongés de 25 à 30°C., comme il est indiqué par l'auteur des précédentes observations, on ne fait plus d'hydrothérapie, et qu'alors que les applications froides ne sont pas supportées, c'est que l'hydrothérapie est contre-indiquée.

Il est sans doute naturel lorsque, après avoir commencé un traitement hydrothérapique, on arrive à reconnaître que les applications froides ne conviennent pas, d'avoir recours à des applications tièdes ou chaudes. Mais il faut bien s'entendre sur ce sujet.

Quand, dans le cours d'un traitement par les préparations martiales, on reconnaît que celles-ci sont mal tolérées et qu'on les a remplacées par les pilules de Meglin ou le valérianate d'ammoniaque, on ne peut dire que l'on continue de faire un traitement ferrugineux.

Je reviendrai plus loin sur ce sujet. Il ne s'agit pas d'une discussion de mots; il s'agit de définir ou de délimiter une médication. L'hydrothérapie sans application du froid n'est pas l'hydrothérapie, pas plus qu'il n'y a de traitement marin sans la mer, ni de traitement thermal sans eaux minérales. Cette dernière remarque pourrait avoir l'air de venir de La Palice; mais on verra également plus loin qu'elle avait sa raison de trouver place ici.

Pour en revenir au bain en hydrothérapie, il me paraît que, pris en baignoire ou en piscine, il tient une place assez secondaire dans la médication.

Et, pour en revenir au bain de piscine en particulier, j'ajouterai à ce qui a été dit plus haut de ses applications aux névroses qu'il offre, dans des circonstances certainement beaucoup plus nombreuses, un remontant très efficace dans bien des convalescences, des fatigues invétérées, etc.

Le bain froid, de piscine ou de baignoire, est essentiellement un agent de stimulation, qui déterminera des effets excitants ou toniques, beaucoup plus d'après les conditions du système auquel on l'adressera que d'après son mode d'administration. Il faut bien se persuader que les effets de ces différentes pratiques diffèrent plus encore par les conditions de receptivité qu'elles rencontrent que par leur propre modalité. Personne ne l'ignore sans doute, mais on n'a pas toujours suffisamment présent à l'esprit cet ordre de considérations.

Combien souvent ne conseille-t-on pas le voisinage de la mer, ce milieu si salutaire à tant de personnes, à des constitutions pour lesquelles il est absolument offensif?

Sans doute, les effets du bain froid dépendent d'abord de deux conditions essentielles : la température et la durée. Plus la température est basse et la durée courte, plus la réaction sera énergique et le bain stimulant, et, par suite, ou excitant ou tonique, ceci suivant les conditions du sujet.

Je crois plus difficile de réaliser l'action sédative au moyen du bain froid. « Il n'est pas toujours sûr, dit Tartivel, de suivre le précepte posé par les auteurs les plus estimables d'ailleurs, qui conseillent, pour obtenir la sédation, de prolonger la durée du bain de quelques minutes après la fin de la période de réaction et le commencement de la deuxième période de concentration. C'est la manière la plus périlleuse de produire la sédation, parce qu'il n'est pas possible de graduer celle-ci et de l'arrêter au point voulu, lorsqu'il faut l'attendre du jeu violent des actions et réactions provoquées dans l'organisme par les bains à très basse température. La température

de 14 à 20 degrés est celle qui permet le
mieux cette graduation et qui amène presque
toujours la sédation sans secousse et sans
péril. Mieux que les basses températures, elle
donne la liberté de proportionner la durée de
l'immersion à la susceptibilité individuelle, si
variable non seulement d'un individu à l'autre,
mais encore chez le même individu, suivant
les modifications de sa sensibilité nerveuse.
Les effets sédatifs du bain froid sont favorisés,
pendant le bain, par l'absence de mouvement
de l'eau et par l'immobilité du sujet ; après le
bain, par la basse température de l'air atmosphérique et encore par l'immobilité du sujet.
Ce sont les conditions opposées à celles qui
président au développement des phénomènes
de réaction (1). »

Il me semble résulter de ces remarques
judicieuses que le *bain entier* froid, soit de
baignoire, soit de piscine, n'est pas très bien
approprié à la médication sédative ; je ne dis
pas qu'il ne puisse la réaliser, mais son
application serait assez délicate, et il est d'au-

_________

(1) Tartivel, *Dictionnaire encyclopédique des sciences
médicales*, article BAIN.

tres procédés hydrothérapiques qui y sont mieux appropriés. Maintenant, il doit être compris que nous n'avons à nous occuper ici que des applications de l'hydrothérapie et des ressources qu'on peut en tirer, et qu'il n'est pas question de médications d'un ordre différent qui, dans des cas donnés, pourraient être plus faciles ou plus efficaces.

# VII

**Bain de vapeur** (*Il Bagno à vapore*).


Le bain de vapeur trouve rarement son application dans nos établissements hydro-thérapiques de montagne. Durant sept années d'observation, je n'ai trouvé à l'appliquer que sur sept personnes.

Voici comment j'ai fait construire notre bain de vapeur :

Dans une petite salle à côté de la salle de douches, et en communication directe avec la piscine, munie de fenêtres avec des respirateurs, arrive, à quelques centimètres du sol, un serpentin plein où circule la vapeur et d'où elle s'échappe.

Le générateur est éloigné et dans le local de

la chaudière. Des respirateurs, on peut observer le patient et constater la température de la
salle, et par là peut également passer un tuyau
de fer-blanc amenant de l'air extérieur, pour
le cas où il faudrait le faire arriver jusqu'à la
bouche du patient, pour lui faciliter la respiration. A la hauteur de 80 centimètres au-
dessus du serpentin, est un lit sur lequel
se couche le patient. Au niveau de sa tête, se
trouve une douche ayant la forme d'un quart
de sphère, de très faible pression et à jets d'une
grande finesse : une disposition particulière
permet de lui donner la hauteur nécessaire et
de la diriger sur le point voulu. On a ainsi un
jet d'eau qui, en baignant uniformément le
front et la tête, les maintient dans un état
constant de fraîcheur et de liberté, tandis que
le milieu ambiant s'élève à une température,
sèche ou humide, de 38-40-45° C., suivant
le besoin. Un massage peut être pratiqué avant,
pendant ou après l'immersion dans la vapeur.

Le patient demeure dans le bain de vapeur,
dont la température avait d'abord été portée à
25-30° C., pendant 20-40 minutes. Après quoi
il passe sous la douche ou dans la piscine, pendant 30-60 secondes. Mais la pratique a montré

qu'il y avait souvent inconvénient à dépasser 30 minutes.

Lès premières cinq minutes se supportent sans la moindre difficulté; puis la respiration devient haletante, pénible, et les patients se plaignent d'oppression et de palpitations; au bout d'un quart d'heure, une sueur abondante qui coule de toute la superficie du corps détermine un état d'irritation et d'inquiétude qui accompagne presque toujours les dernières périodes de l'opération.

Dans quatre cas, moi compris, j'ai observé la température de l'aisselle avant d'entrer dans la salle de vapeur; elle allait de 36°,8 à 37°,1. Après cinq minutes passées dans un milieu chauffé à 37-40° C., la température de l'aisselle était montée à 37°,3 et 37°,4. Ce n'est pas sans difficulté que l'on parvient alors à isoler le thermomètre de la température ambiante. Le pouls était à 72-80, et dans un cas à 88. La respiration de 20-22 à 26-28.

Au bout d'une demi-heure, dans deux seuls cas (moi compris), la température de l'aisselle monta à 37°, 5 et 37°,6; le pouls demeura à 76 et 78, mais la respiration redescendit à 24 et 20. Le pouls était plus fort, large et plein.

La peau va graduellement en rougissant pendant environ une dizaine de minutes, puis elle pâlit aussitôt que commencent à se montrer les sueurs profuses.

La sensibilité cutanée augmente rapidement. A l'estésiomètre de Weber, dans trois cas, après un quart d'heure de séjour dans le bain de vapeur, la sensibilité augmenta au bout des doigts de 2 jusqu'à 3,5-4 $^{m}/^{m}$; à la paume de la main de 4,2 jusqu'à 6,5 $^{m}/^{m}$, et dans les autres régions jusqu'à 12 $^{m}/^{m}$.

Dans les mêmes trois cas, la force musculaire, mesurée un peu grossièrement, donna une différence en moins de 10 kilogrammes et davantage.

Dans les sept cas dont il est question, le bain de vapeur a été suivi quatre fois d'une douche générale en pluie à pression ordinaire (1 atm. 1/2), deux fois d'un bain d'immersion à 18-22° C., et enfin, dans un cas, d'un bain de piscine. Une telle pratique a pour objet de remonter un peu les forces du patient en réveillant le système nerveux et la circulation périphérique, et de calmer en même temps l'excitation et les sensations pénibles dues à la chaleur. Ces dernières pratiques doivent

être accomplies très rapidement (30 à 40 secondes). En examinant à leur suite la force
musculaire, on a trouvé qu'elle était augmentée de 6-8 kilogrammes.

Il est inutile d'insister sur les indications
thérapeutiques d'une telle médication. Il va
de soi que les personnes affectées de rhumatismes musculaires généraux, et aussi d'ar-
thrites chroniques, de fausses ankyloses, de
parésies, etc., pourront en faire usage, avec
les précautions voulues, mais avec d'utiles
résultats. Le bain de vapeur nécessite, plus que
tout autre procédé, l'attention et la surveil-
lance continues du médecin.


## COMMENTAIRE


J'ai dû reproduire le chapitre consacré par
l'auteur italien au bain de vapeur ; mais je ne
saisis pas bien le rapport qui peut exister
entre cette dernière sorte de médication et
l'hydrothérapie.

Si l'on voulait attribuer une devise à l'hydrothérapie, cette devise devrait porter :

*Froid — Réaction.*

Que des températures d'une certaine élévation soient introduites dans les pratiques qui lui sont familières, ce ne doit être que comme une aide, quelquefois comme une préparation (1), ou comme un accessoire à combiner avec celles qui lui appartiennent en propre. Mais faire entrer dans l'hydrothérapie des actions dépendant directement d'une température élevée, que ce soit sous forme d'eau ou de vapeur, ceci ne me semble propre qu'à entretenir une confusion inacceptable.

L'envahissement des installations et des pratiques hydrothérapiques par l'eau chaude me paraît un contre-sens.

Beni-Barde étudie, parmi les procédés hydrothérapiques, les bains au-dessus de 30°; il donne place aux bains prolongés de 20 à 25°, non loin des bains de piscine froids et courts. Macario avait déjà consacré une leçon aux bains de vapeur térébenthinés, dans le *Manuel d'hydrothérapie* qui reproduit celles faites par lui à l'école pratique. Nous voyons maintenant

(1) E. Delmas Saint-Hilaire, *Étude statistique et clinique du service hydrothérapique de l'hôpital Saint-André de Bordeaux*, 1879, p. 74.

le Dʳ Burgonzio introduire le bain de vapeur dans la technique de l'hydrothérapie.

Quelle idée reste-t-il à nous faire de cette dernière médication, dont la place en thérapeutique appliquée, comme en physiologie, paraissait si nettement déterminée ?

Ceci se rattache encore à une tendance, laquelle me paraît non moins contraire à la vérité : à faire entrer dans le domaine de l'hydrothérapie toutes les applications quelconques de l'eau. Il ne faudrait pas forcer beaucoup une telle tendance pour y comprendre la médication thermo-minérale tout entière, et les balnéations hygiéniques et médicamenteuses (1).

Et voyez quelle influence un mot peut exercer sur la réalité des choses.

L'hydrothérapie semble revendiquer, à l'heure qu'il est tous, les usages de l'eau.

Or, ce n'est pas l'eau qui constitue le fond de l'hydrothérapie, que l'on veuille la considérer au point de vue de la doctrine ou bien au point de vue des applications pratiques, de la place, en un mot, qu'elle occupe en

---

(1) On verra plus loin que cette limite paraît avoir été franchie.

thérapeutique. Ce n'est pas l'*eau*, c'est le *froid*. Et, si l'idée de l'eau lui a été imprimée, c'est simplement parce que l'eau est, si je puis me servir de cette expression, le meilleur ou plutôt le seul excipient applicable du froid.

Ceci ne veut pas dire que, dans l'emploi thérapeutique du froid, qui est le fait de l'hydrothérapie, des atténuations ou des contrastes ne puissent être recherchés et empruntés à d'autres températures. Nous ne sommes plus au temps où un arrêt du Parlement aurait pu défendre aux hydrothérapeutes d'employer de l'eau chaude ; il est clair que si, dans le cours de la pratique hydrothérapique, il peut être profitable aux malades de recourir à des températures plus élevées, je ne dirai pas qu'il est loisible, mais que c'est un devoir de le faire.

Lorsqu'il convient de combiner certaines pratiques hydrothérapiques avec un traitement thermal en cours, rien de mieux encore que de le faire. Mais attribuer à l'hydrothérapie la part qui lui est faite aujourd'hui dans certaines stations thermales, aux dépens de la médication thermale elle-même, c'est altérer, au détriment des malades et de la raison, une médication qui a ses qualités propres et exclusives. De même, si l'on entend faire des bains de vapeur, des bains tièdes et prolongés, et je dirai plus, des douches écossaises et des douches alternantes, des pratiques hydrothérapiques, on altère gravement une médication très puissante, à laquelle il faut garder précieusement les caractères qui la distinguent de toutes les autres et réserver les qualités qui lui sont exclusivement propres.

Encore une fois, et je le répète afin qu'on ne se méprenne pas sur le fond de ma pensée : il est très bien que les médecins spécialistes de l'hydrothérapie emploient les bains de vapeur et l'eau chaude sous toutes les formes qu'il leur convient ; mais ils ne peuvent pas alors dire qu'ils font de l'hydrothérapie, et ils ne doivent pas ranger de semblables pratiques parmi les procédés de l'hydrothérapie.

Quand, dans le cours d'un traitement thermal, il paraît utile de combiner des douches froides avec l'usage interne des eaux minérales, c'est un emprunt que l'on fait à l'hydrothérapie, et l'on ne considérera pas pour cela la douche froide comme appartenant au traitement thermal.

De même si, dans le cours d'un traitement hydrothérapique, on juge convenable de le remplacer par des applications chaudes, sous forme de bains, de douches ou de vapeurs, c'est que l'on a trouvé que l'hydrothérapie ne convient plus et que l'on a recours à une médication différente.

Dans certaines acuités, dans la fièvre typhoïde surtout, on emploie des moyens empruntés à l'hydrothérapie, comme le drap mouillé, le bain froid... Mais, lorsqu'on a prescrit des bains tempérés et prolongés dans certaines névroses ou certaines affections abdominales, il semble qu'il ne devrait entrer dans l'idée de personne de dire ou de penser qu'on a eu recours à des procédés hydrothérapiques.

On ne saurait admettre qu'une même application thérapeutique relève de l'hydrothérapie dans un cas, et pas dans un autre.

L'hydrothérapie est une grande méthode de thérapeutique. Elle a ses règles, ses propriétés, ses actions déterminées. Elle doit avoir ses limites. L'extension qu'on s'est laissé aller à lui attribuer tend à dénaturer entièrement son caractère et sa signification.

Il ne faut jamais oublier qu'il existe une étroite corrélation entre les mots et les idées. C'est pour le rappeler, et aussi parce que j'attache une grande importance à cette médication, que j'insiste sur les bornes qui me paraissent devoir lui être assignées.

Je demande la permission de m'arrêter encore sur ce sujet auquel j'attribue une grande importance : il ne s'agit pas ici, encore une fois, de définitions ou de disputes de mots, mais d'idée, et de la dérivation à laquelle pourrait être entraînée une médication d'une importance capitale.

Une communication a été faite au *Congrès international d'hydrologie et de climatologie de Biarritz*, en 1887, par le D^r Thermes, dont la compétence en hydrothérapie ne peut être contestée. Dans cette communication, intitulée : *Technique hydrothérapique dans les troubles de la sensibilité cutanée*, on rencontre les passages suivants :

*Hyperesthésies d'origine centrale ou spinale :*

L'hydrothérapie n'intervient guère dans les hyperesthésies spinales ou mixtes.

Dans ces hyperesthésies, il faut d'abord

rechercher les effets sédatifs directs : bains tièdes, affusions, immersions tempérées, etc. Parfois, s'il y a chloro-anémie, les sédatifs indirects : douche écossaise, froide, à pression faible, puis modérée, en évitant la colonne vertébrale.

Ex. : *Sclérose spinale postérieure*. — Quand l'hyperesthésie domine, nous nous abstenons de douches générales; nous nous bornons aux bains tièdes et chauds à 35 ou 36° C., avec affusions sur la colonne vertébrale, en abaissant la température graduellement jusqu'au degré convenable au malade.

Plus tard, nous employons les douches à température de 20 à 28° C., à l'exemple de Delmas.

Quand nous nous servons de la douche écossaise, de la froide (syphilis), comme Leroy-Dupré, nous évitons de frapper directement la colonne vertébrale.

. . . . . . . . . . . . . . . . .

Dans la *grande hystérie,* les bains tièdes, les affusions tièdes sur la colonne vertébrale, doivent être tout d'abord utilisés; une fois l'excitabilité atténuée, la douche écossaise, même froide, en jets brisés, à pression moyenne, sera appliquée, en évitant avec soin les zones hyperesthésiques, dites hystérogènes.

Au cas d'*hyperesthésies étendues*, les bains tièdes ou les immersions tempérées, ensuite les douches écossaises générales, plutôt que locales, rendent de bons services.

*Hyperesthésies périphériques* qui se confondent avec la dermalgie :

Ici, les bains tièdes, les immersions tempérées, puis la douche écossaise, à eau tiède plutôt que chaude, à faible pression, et plus rarement les douches froides, courtes et légères, seront graduellement employées.

Localement, les compresses, imbibées d'eau chaude ou tiède, recouvertes de taffetas gommé, donnent de bons résultats. Que si les névralgies sont symptomatiques d'affections inflammatoires chroniques d'un organe splanchnique, d'une métrite par exemple, ces mêmes compresses, celles imbibées d'eau froide, ou les sacs à glace, sont encore indiqués. Par contre, les douches locales, externes, même tièdes et à faible pression, doivent être rejetées.

Dans les *dysthésies* (troubles de la sensibilité consistant dans un mélange d'hyperesthésie et d'anesthésie), si l'hyperesthésie prédomine, il importe d'employer les bains tièdes, les affusions tempérées.

Si c'est l'anesthésie, au contraire, les douches écossaises, alternatives, à pression tempérée, seront utilisées. Les applications locales consisteront en compresses chaudes, et en douches tièdes si l'élément douleur prime ; en douches écossaises, s'il est plus ou moins aboli (1).

On lit dans un article de l'*Union médicale* sur le traitement moderne des maladies de l'estomac, *traitement des hyperchlorhydries* : « Chez les nerveux, on emploiera surtout l'hygiène, l'*hydrothérapie*, en se servant des *douches chaudes*, et le massage (2). »

Si j'ai reproduit une aussi longue citation, c'est qu'il convenait de mettre en évidence la manière dont une certaine école comprend l'hydrothérapie et sa *technique*.

Je n'ai aucune objection à opposer au trai-

(1) Thermes, *Technique hydrothérapique dans les troubles de la sensibilité cutanée, Congrès international d'hydrologie et de climatologie, Compte rendu de la session de Biarritz*, p. 332 ; Paris, 1887.

(2) Paul Chéron, *Union médicale*, juin 1890, p. 804.

tement préconisé par M. Thermes au sujet de
certaines névroses. Il peut être excellent. Mais
ce n'est pas de l'hydrothérapie, et sa première
qualité est précisément de ne pas être de l'hydrothérapie. C'est qu'en effet, sans vouloir con-
tester qu'on puisse obtenir à l'aide de l'eau froide
certains effets sédatifs, l'action sédative n'est
pas précisément le fait de l'hydrothérapie.

Gillebert-Dhercourt a dit : « C'est entre 22 et
28° que l'effet est directement et exclusivement
sédatif, c'est-à-dire qu'il n'est ni précédé ni
suivi d'aucun phénomène d'excitation ou de
réaction spontanée (1). »

Voyez, en effet, comme, dans la *Technique* de
M. Thermes, l'eau froide n'est signalée qu'avec
une sorte de timidité; elle apparaît à peine,
quelquefois, modestement, sous les applications chaudes ou tièdes, comme pour rappeler
simplement qu'il s'agit d'hydrothérapie.

Nous sommes loin de Priesnitz. C'était un
ignorant, il est vrai: il n'avait que du génie !

M. Beni-Barde, dont, autant que personne,
je reconnais l'autorité en cette matière, définit

(1) Gillebert-Dhercourt, *Des principes et des effets de
l'hydrothérapie*, 1870, p. 20.

l'hydrothérapie « une méthode de traitement des maladies qui repose sur l'usage de l'eau (1) ».

Cette définition n'en est pas une. L'eau se présente sous des formes, dans des conditions, et se prête à des emplois tellement divers, qu'il me paraît difficile de comprendre une *méthode basée sur son usage*. Un mot ajouté à la définition de M. Beni-Barde suffirait pour expliquer de quelle méthode il s'agit : c'est le mot *froid*.

L'hydrothérapie représente l'emploi métho-

_______________

(1) Beni-Barde, *Traité théorique et pratique d'hydrothérapie*, 1874, p. 8.

Il est vrai que l'auteur ajoute : « L'*eau froide* et le *calorique*, tels sont les deux facteurs qui constituent la médication hydrothérapique. On est parfois obligé d'associer ces deux moyens, mais il faut qu'on sache que l'*eau froide* en est l'agent le plus nécessaire, l'agent fondamental. »

Il est clair que l'auteur de la définition que j'ai reproduite ne pouvait pas laisser le froid dans l'oubli ; mais en mêlant le chaud et le froid, en second ordre, à la conception de l'eau, il laisse toujours à celle-ci une prépondérance que je conteste et qui tend malheureusement à prévaloir tous les jours davantage, au détriment de la doctrine et, ce qui est beaucoup plus grave, au détriment aussi de l'application.

dique de l'eau *froide* en thérapeutique (et aussi en hygiène).

Si c'est de l'eau en général qu'il s'agit, et indépendamment de sa température, quelles idées peut-on se faire sur son action, quelles conséquences en tirer, quelles indications y rapporter? Si c'est de l'eau froide qu'il est question, aussitôt toute une série de phénomènes, de conséquences et d'applications se présente à l'esprit.

L'eau sert à tout, depuis la cuisine jusqu'à la grande industrie. Faire usage de l'eau ne signifie rien pour signifier trop de choses. Et, pour ne pas sortir, naturellement, de la thérapeutique, *du traitement des maladies*, mais en y ajoutant l'*hygiène*, qu'aucun hydrothérapeute sans doute ne voudra récuser, et pour s'en tenir à la balnéation, usage primaire de l'eau, est-ce faire de l'hydrothérapie que de prendre des bains médicamenteux ou d'aller se baigner à Néris ou à Plombières, où la température de l'eau minérale excède 40 degrés?

Dira-t-on que l'hydrothérapie ne comporte pas les adjonctions médicamenteuses? Mais elle ne se sert pas d'eau distillée. Parmi les eaux thermales indéterminées, il en est dont

la minéralisation est moindre et moins signi-
ficative que dans bien des eaux dites douces.
La grande médication d'Aix ne doit pas sans
doute grand'chose au soufre fugace qui y est
mis en jeu.

Quand nous employons des bains tièdes
prolongés dans la péritonite ou dans la hernie
étranglée, faisons-nous de l'hydrothérapie ?
Quand on emploie l'eau chaude des mines aux
bains des ouvriers, est-ce de l'hydrothérapie ?
Serait-ce de l'hydrothérapie si l'on consacrait
l'eau du puits de Grenelle à des bains publics ?
Quand nous allons prendre un bain hygiénique ou de propreté, nous ne faisons pas d'hydrothérapie ; mais nous faisons de l'hydrothérapie quand nous allons prendre une douche
froide pour nous reposer d'une fatigue, ou
simplement pour notre agrément.

J'ajouterai, pour résumer cette argumenta-
tion critique : que les effets physiologiques et
thérapeutiques de l'eau chaude et de l'eau
froide sont tout à fait opposés, et qu'oublier
le *froid* quand il s'agit d'hydrothérapie, c'est
oublier le *chaud* quand il est question du
feu.

On trouve un ordre d'idées un peu différent

dans un article très étudié et très complet dû à Delmas (de Bordeaux) (1).

L'auteur de cet article n'a pas précisément hasardé de définition de l'hydrothérapie; mais il a formulé une *conclusion* qui peut en tenir lieu :

« La physiologie hydrothérapique et son phénomène ultime et capital, caractérisé par la réaction organique, se résument dans la proposition générale suivante :

« Un acte organique, ayant pour point de départ une impression sensible périphérique, une vibration moléculaire ou atomique, se propageant aux centres nerveux, et réfléchie par ces derniers, d'une manière distincte et indépendante, sur les centres ganglionnaires des circulations centrale et périphérique.

« Les modifications inverses subies par ces deux circulations, modifications aidées ou entravées par un repos ou un exercice quelconque, ont pour conséquence : *primitivement* un abaissement de la température périphérique et une tendance au relèvement de la

_______________

(1) Cet article a été inséré dans le *Dictionnaire de thérapeutique* de Dujardin-Beaumetz.

température centrale, et secondairement une élévation de la température périphérique.

« Cette dernière nous donne la *valeur calorique* des actes nutritifs et de l'énergie médicatrice développés par cette vibration moléculaire, c'est-à-dire la *transformation organique*, sinon l'équivalence de cette modalité du mouvement imprimé à un corps vivant. »

Voici ce qu'on peut appeler une explication un peu *dure* de l'hydrothérapie, et je doute qu'elle mette jamais personne sur la voie des indications qui y sont relatives non plus que des procédés et applications qui constituent la méthode hydrothérapique.

« *L'eau* en est l'agent physique principal. Le *froid* et la *chaleur* en sont les éléments essentiels, les basses températures jouant le rôle le plus important dans cette thérapeutique, et les températures élevées intermédiaires répondant à des indications spéciales (1). »

Celles-ci, les températures élevées, sont étudiées au même titre que les autres, dans leurs actions et leurs appareils, et semblerait-

(1) Delmas, article cité, p. 77.

il, avec une sorte de prédilection. En effet, la douche *chaude* est présentée comme un des fondements de la méthode hydrothérapique elle-même ; et, pour le bain de piscine, les modèles du genre sont demandés à Cauterets. à Tœplitz et à Aix, en Savoie, c'est-à-dire à des eaux hyperthermales (1).

Quoique tout ici ne me semble pas dérouler directement de la *conclusion* citée tout à l'heure, peut-être une conception plus simple et moins savante de l'hydrothérapie aurait-elle épargné à l'auteur distingué à qui je l'ai empruntée des confusions inexprimables, ou du moins qui me paraissent telles, ne pouvant comprendre que le chaud et le froid puissent constituer une même méthode thérapeutique.

Beni-Barde a, dans une publication récente, expliqué mieux qu'on ne l'avait fait jusqu'ici le rôle que les températures moyennes ont à prendre dans la pratique de l'hydrothérapie. Je reproduis quelques passages de la communication qu'il a faite sur ce sujet à la *Société d'hydrologie médicale de Paris*, passage dont la signification est intéressante :

(1) *Eod. loc.*, p. 81.

« L'hydrothérapie faite avec de l'eau à toutes les températures n'est pas seulement un moyen d'acclimatation pour les malades faibles ou timorés : c'est un agent thérapeutique de premier ordre. dont les effets sont incontestables, et sans lequel il est difficile de conduire à bonne fin la cure de quelques maladies chroniques, principalement de celles qui siègent dans le système nerveux. Je sais bien qu'au début du traitement hydrothérapique, l'eau froide provoque une perturbation salutaire qu'il faut rechercher et qui met à l'actif de cette. médication des succès très retentissants. Mais je sais aussi que, dans certains cas, si l'on veut réussir, il faut procéder avec plus de réserve et agir avec plus de diplomatie. C'est dans ce but que, tout en reconnaissant et exaltant les vertus de l'eau froide, je conseille au médecin d'avoir à sa disposition de l'eau à toutes les températures... »

Beni-Barde a reconnu, d'après des expériences faites sur lui-même ou d'après son observation clinique, qu'il ne fallait pas compter, comme l'avait soutenu Fleury, sur la durée prolongée des applications d'eau froide pour obtenir la sudation. C'est bon pour les

applications locales, comme dans le traitement
de l'entorse par l'irrigation continue; mais il
n'en est plus de même quand il s'agit d'applications générales. Il continue ainsi :

« Les effets sédatifs provoqués par des applications froides prolongées ne sont vraiment
salutaires que si le sujet peut supporter sans
faiblesse l'action énergique de ce procédé.
Dans les cas contraires, et ils sont assez nombreux, j'aime mieux recourir à des applications
dans lesquelles la température de l'eau est
plus ou moins élevée. Par ce fait, l'opérateur
peut, à l'aide des variantes introduites dans
l'application de ce procédé, répondre tout à la
fois aux indications que lui fourniront la
nature de la maladie et la susceptibilité du
malade, et finalement diriger la réaction, qu'il
peut ralentir ou précipiter selon les exigences
de la situation; au surplus, en agissant ainsi,
on évite beaucoup d'inconvénients et l'on
peut faire beaucoup de bien (1). »

Les lignes que je viens de reproduire témoi-

(1) Beni-Barde, Quelques considérations sur l'hydrothérapie, *in Annales de la Société d'hydrologie
médicale de Paris*, t. XXXV, 1890.

gnent de la sagacité de celui qui les a écrites.
Que peut-on en conclure ?

L'expérience si autorisée de leur auteur
vient confirmer ce que j'ai plusieurs fois
exprimé dans ces notes, que la sédation n'est
pas, à proprement parler, le fait de l'hydrothérapie. On peut bien, il est vrai, obtenir des
effets sédatifs au moyen de procédés hydrothérapiques ; mais ce n'est pas sans difficultés
et sans altérer le principe même de la médication.

Il faut remarquer que ce qui fait le prix de
l'hydrothérapie, considérée suivant sa signification classique, c'est que c'est une médication à part et dont les effets lui sont propres,
et que, si l'on peut modifier ou guérir, sans
y avoir recours, tels états morbides auxquels elle pourrait convenir également, c'est
par des méthodes toutes différentes, soit
plus, soit moins sûres ou rapides dans un cas
donné.

Mais si, pour obtenir des effets sédatifs, il
faut s'adresser à des moyens à côté, ce n'est
plus alors de l'hydrothérapie, et à quoi bon en
appeler à celle-ci, puisque l'on arrive aux
mêmes résultats par les moyens mêmes qu'elle

emprunte, et qui existaient avant elle, et qui en sont tout à fait indépendants ?

En effet, sans parler, bien entendu, des agents internes de la médication sédative, est-ce que bains tièdes, bains prolongés, douches tièdes, eaux thermales sédatives, n'étaient pas en usage bien avant que Priesnitz et ses continuateurs eussent créé une méthode thérapeutique absolument opposée dans son principe?

Je le répète : dans les traitements par l'eau froide, des températures différentes peuvent et doivent être utilisées au besoin, comme adjuvant, et, par conséquent, font partie à titre légitime des pratiques hydrothérapiques.

Mais s'il est question de *remplacer* les températures froides par des températures opposées, je considère qu'il est conforme à une saine doctrine de déclarer qu'il ne s'agit plus d'hydrothérapie, mais de l'emploi d'une autre médication, au cours ou en place d'un traitement hydrothérapique.

Il n'est pas question dans ces commentaires de la *sudation*, l'auteur de la *Tecnica del bagno* l'ayant lui-même passée sous silence. Le grand rôle que la sudation a joué longtemps en hydrothérapie est, je crois, fort amoindri. Nous ne la retrouvons guère qu'à propos du *maillot*.

Les procédés les plus directement appropriés aux résultats qu'on y recherchait ne me paraissent pas, du reste, rentrer dans les procédés hydrothérapiques. Si l'on veut faire de l'étuve un procédé hydrothérapique sous prétexte de vapeur d'eau, je ne sais trop comment on pourrait en faire un de ce qu'on a appelé, fort incorrectement, bain de vapeur sec, obtenu vulgairement à l'aide de lampes allumées sous un espace restreint, puisque l'eau n'y entre sous aucune forme.

# VIII

## Douche *(La Doccia)*

On entend généralement par *douche* un jet d'eau finement divisé ou réuni, perpendiculaire ou horizontal, fixe ou mobile, avec une pression qui peut varier de 5 à 25 mètres de hauteur (1), et, comme on le comprend bien, des variétés infinies quant à la température, à la pression, à la forme de l'appareil distributeur de l'eau, d'où naturellement résultent des effets très différents. Ces diverses variétés peuvent se combiner ensemble soit pour la forme,

(1) J'ai vu en Italie, dans certain établissement, faire usage de douches à jet unique, du diamètre de 6 centimètres et davantage, avec une pression de plus de 30 mètres. Aux confrères honnêtes de juger ! (*Note de l'auteur.*)

soit pour la température, comme il arrive pour les douches alternantes et pour les douches écossaises.

L'opération doit être précédée par un simple épongement du front, de la région précordiale et de l'épine dorsale, après quoi le patient vient se placer sous la douche.

On a coutume de distinguer les douches en fixes ou mobiles; mais il est plus convenable et plus rationnel de les distinguer en douches à jet divisé ou à jet unique, les effets produits par l'une ou l'autre forme étant fort différents. En outre, la durée effective d'une douche peut en différencier entièrement l'effet.

On distingue encore communément les douches en pluie, ascendante ou descendante, la circulaire, la concentrique, la douche filiforme, en bec, en éventail, en colonne, etc.

Chacun sait que la douche a pour effet de frapper la peau du patient, d'y soustraire ou d'y apporter une quantité déterminée de calorique, et de renouveler ces actions pendant une certaine période de temps. Habituellement, on ne doit pas permettre que la douche, quelle que soit sa forme ou sa température, dure au delà de 60-120 secondes. Et, en vérité, bien que la fugacité du contact de l'eau ne permette pas de soustraire à la peau beaucoup de calorique à la fois, cependant en se renouvelant rapidement et en multipliant les percussions, les terminaisons nerveuses cutanées finissent par éprouver des changements dans leur température et leur sensibilité.

Sur 4,600 douches administrées, 3,100 ont été à jet divisé, et 1,500 à jet plein, souvent après avoir été précédées par la première forme. Dans toutes les opérations observées, on a toujours rencontré une accélération du pouls (de 62-65 à 70-75), une accélération des mouvements respiratoires (de 16-18 à 20-22), une hyperesthésie fugace de la peau, une augmentation de force de la contraction musculaire, une augmentation sensible de l'excitabilité, souvent du *clonus* des muscles du genou. Au dynamomètre de Collin on a relevé une augmentation de 6 jusqu'à 10 kilogrammes.

Ceci doit être entendu d'une manière générale ; mais il convient de noter en particulier que de semblables observations s'appliquent exactement aux douches fixes en pluie, concentriques, à cercles, tandis qu'il n'est pas sûr que celles à jet plein (*a getto unico*) produisent le même effet.

Il est de fait qu'on voit souvent des individus qui ne pouvaient supporter les douches en pluie, en cercle, ou d'autres analogues, sans éprouver une demi-dyspnée, une hyperesthésie douloureuse de la peau, une véritable hémichorée générale, avec une excitabilité réflexe anomale, résister parfaitement aux douches à jet plein ou au moins peu divisé ; de même qu'on en voit qui ne peuvent supporter de douches d'une forme quelconque à une température inférieure à 20° C. Je pourrais citer en particulier deux éminents chirurgiens piémontais auxquels il fut impossible d'administrer des douches au-dessous de 26° C. Au contraire, il est des individus que la nature de leur maladie rend facilement excitables, et qui se trouvent très bien des douches en commençant par une température de 20 à 25° C., pour descendre ensuite à 16° et quelquefois jusqu'à 12°.

C'est dans ces cas surtout qu'il faut résolument interdire de prendre deux douches le même jour, comme on n'est souvent que trop porté à laisser faire, soit en raison de l'insis-

tance des malades, soit dans le désir de les
soulager plus promptement. Et, à ce propos,
qu'il me soit permis de reprocher à la masse
de nos confrères de ne pas venir assez en aide
à l'intervention des médecins spécialistes et
de ne pas chercher assez à convaincre leur
client de l'extrême importance, de la véritable
nécessité, que les choses soient faites avec le
sérieux et le calme nécessaires. Où trouverait-
on, en effet, une médication qui fournisse à la
thérapeutique les moyens d'agir avec autant
de force et d'énergie que l'hydrothérapie générale ?

Il n'est que trop vrai, dit bien Winternitz,
que ce n'est que par exception qu'un malade
est adressé par son médecin à un établissement
hydrothérapique sans apporter avec soi les
instructions de ce dernier. Il faut reconnaître que les médecins hydrothérapeutes
sont considérés comme en tutelle ! Et s'il
n'y a pas d'inconvénient, on peut le croire,
à faire usage d'une ou deux douches sans
direction, il est certainement de la plus grande
importance de procéder avec une grande attention dans l'application d'un traitement proprement dit et de pouvoir le suivre jusqu'au bout.

Autrement, il en arriverait comme dans la cure du lait, lorsque l'on veut la hâter en en prenant des quantités exagérées, et que l'on se procure ainsi des indigestions qui empêchent de continuer la médication.

Les douches en colonne, qu'elles soient fixes ou mobiles, n'exercent pas l'action générale qui a été décrite précédemment. Elles laissent l'individu qui les prend beaucoup plus calme que les douches à jet divisé. Elles agissent par une action plus directement locale. On a l'habitude presque constante de les faire précéder d'une douche très courte à jet divisé (20 à 40 secondes), après quoi on apprend au patient, si c'est possible, à diriger de lui-même les articulations ou les parties sous le jet qui doit les frapper. C'est ce que l'on doit faire dans toutes les affections de la moelle épinière, fonctionnelles ou anatomiques, qui ont lésé la motilité ou la sensibilité tactile.

La douche doit durer alors un minimum de 60 secondes, et un maximum de 100 à 120 secondes. Cependant, la peau rougit beaucoup plus que dans la douche en pluie, et, si l'on n'a le soin de la faire arriver suivant un angle bien ouvert, on voit souvent survenir de

larges ecchymoses avec la pression de deux
atmosphères ou même d'une seule. Le patient
peut toujours respirer presque normalement ;
il n'éprouve que rarement de l'angoisse, de la
dyspnée, des palpitations, et le pouls n'augmente que de 5 pulsations au plus par minute.
Beaucoup ont soutenu que la douche à colonne
est très dangereuse : il n'y a pas d'exagération
à dire qu'une telle opinion doit être due aux
mauvais résultats obtenus par le mode particulier d'administration, et que, bien appliquée,
elle donne des résultats très satisfaisants.

La sensibilité tactile augmente extraordi-
nairement sous cette forme de douche ; on
voit souvent disparaître, pour une période
d'une demi-heure, d'une heure ou davantage,
des cercles anesthésiques, et des hyperesthésies à des périodes distantes de l'opération.
On constate avec l'estésiomètre de Weber
jusqu'à 4-8 millimètres d'augmentation.

La force musculaire s'accroît pareillement.
Avec le dynamomètre de Collin, on reconnaît
une augmentation moyenne de 6-12 kilogrammes. On n'a pu faire de comparaison, ni étudier
des effets spéciaux, au sujet des douches en
éventail ou au couteau, dont l'application est

assez difficile, et qui ne se trouvent indiquées que dans des cas où cette application elle-même rencontre des difficultés particulières.

La *douche écossaise* est celle dans laquelle, quelle que soit la forme du jet, la température commence à 30-36° C. et diminue progressivement jusqu'à 16-18° C.

La *douche alternante*, au contraire, est celle dans laquelle la température passe de 35-40° à 12-10° C., et alterne ainsi jusqu'à la fin de lopération.

La première est usitée spécialement dans tous les cas d'intolérance, surtout chez les neurasthéniques, dans les irritations spinales, dans les anémies et les convalescences de maladies aiguës.

La seconde s'emploie, au contraire, dans les cas de parésie, ou de paralysies périphériques des articulations, dans les névralgies et névrites périphériques comme dans les ischialgies, dans les hémiplégies, mais en ayant toujours soin de choisir la douche à jet unique; on recourra au jet divisé dans les affections chroniques de l'estomac, dans les congestions rénales lentes, dans les hyper-trophies spléniques, dans les affections fonctionnelles du foie, dans les exsudats et processus inflammatoires d'ancienne date, avec faible tendance à la résolution, et enfin dans les bronchites et les catarrhes pulmonaires subaigus.

On se remet facilement de la secousse subie dans ces derniers cas ; la respiration torpide avec excursion lente se fait plus activement, les inspirations s'opèrent plus amples et plus profondes, et toute la masse sanguine pulmonaire subit une révolution utile, qui accélère les échanges avec un immense avantage pour l'organisme en général et l'appareil respiratoire en particulier.

La facilité d'obtenir rapidement, grâce aux appareils modernes à double courant chaud et très froid, les températures les plus disparates et les plus graduellement progressives, permet de modifier toutes les formes de douches, de manière à répondre à chaque indication particulière, c'est-à-dire d'avoir en mains des moyens tantôt excitants, tantôt révulsifs, tantôt absorbants et dérivatifs, des moyens enfin de combiner ces différentes actions. De sorte que, en modifiant la durée, la température, la forme et la localisation de la douche, nous puissions, comme le dit Winternitz, obtenir une excitation nerveuse, à un degré quelconque, une soustraction graduelle de calorique, une contraction ou une dilatation des vaisseaux, une modification de la distribution sanguine, de l'activité cardiaque et respiratoire, etc., toutes actions que l'on n'obtient que bien difficilement à l'aide des agents chimico-thérapeutiques.

## COMMENTAIRE

L'arme par excellence de l'hydrothérapeute, dit E. Duval, est la douche mobile, soit en jet plein, soit en arrosoir, ou en jet brisé avec le pouce qu'on met sur la lumière du conduit par où l'eau s'échappe (1).

Macario dit aussi : « Les douches font la base du traitement par l'eau froide. Excitantes quand elles sont courtes, elles deviennent hyposthénisantes lorsqu'elles sont prolongées. Leur action est très puissante : elles exercent une sorte de massage du tissu dermique, sti-

(1) E. Duval, *loc. cit.*, p. 114.

mulent les extrémités nerveuses périphériques
et produisent une excitation générale plus ou
moins marquée, suivant l'espèce de douche
mise en usage; elles impriment une grande
activité à toutes les fonctions et particulièrement au système circulatoire et à l'appareil
de la respiration (1). »

La douche ne borne pas son action de massage à la superficie; elle l'exerce également
sur les parties plus profondes, sur les engorgements et les torpidités abdominales, sur
les articulations. Mais les douches résolutives,
c'est-à-dire que l'on adresse aux engorgements
et aux viscères, ne sont pas précisément du
ressort de l'hydrothérapie.

Je ne veux pas dire que celle-ci soit dépourvue d'action à leur égard. Mais les
douches chaudes leur sont certainement su-
périeures en activité, ne fût-ce que par la
possibilité d'en prolonger la durée, condition
essentielle de l'action de massage qui leur est
attribuée. Aussi, ces sortes de douches sont-
elles très spécialement du ressort des traitements par les eaux minérales, où elles ren-

(1) Macario, *loc. cit.*, p. 69.

contrent des températures appropriées, sans parler des actions médicamenteuses auxquelles elles viennent concourir.

L'efficacité de l'hydrothérapie dépend essentiellement de son action générale, c'est-à-dire de celle qu'elle exerce sur l'évolution du système circulatoire et du système nerveux, en provoquant cet ensemble de phénomènes auxquels on a donné le nom de réaction.

On peut considérer comme établi, après les expériences de Fleury, de Delmas, etc., renouvelées par Bottey, que, sous l'action de la douche froide, il se produit un abaissement de la température du corps de quelques dixièmes de degré. Bottey l'a constaté après les douches les plus courtes (trois secondes), à 13°; il a trouvé cet effet plus prononcé après la douche de même durée, mais à 8°, à Divonne (1).

Mais cet abaissement de température fait place, après la douche, surtout suivie de frictions énergiques, à un remontement de la température, remontement lui-même pas-

____

(1) Bottey, *Études médicales sur l'hydrothérapie,* 1886.

sager, d'où résultent des oscillations de température correspondant elles-mêmes avec des oscillations fonctionnelles, qui sont l'agent et le témoignage de la reconstitution des fonctions abaissées, objet ordinaire des pratiques hydrothérapiques.

Les points essentiels à considérer dans l'application de la douche hydrothérapique sont :

La durée ;
La température ;
La forme.

Fleury avait dit avec raison : « Une douche trop courte n'a jamais d'inconvénient ; une douche trop longue est toujours dangereuse. » Il ne donnait guère que de trois à six secondes de durée à la douche.

Beni-Barde se contente de conseiller de ne pas prolonger la douche au delà de douze à quinze secondes, au début du traitement. J'ai toujours prescrit moi-même de huit à douze secondes dans la même circonstance. Est-ce une durée trop longue ? Bottey nous montre que de deux à trois secondes sont suffisantes pour que le retentissement de l'action de refroidissement ait pénétré au fond du système.

Ceci ne prouve pas qu'il y ait du danger ou de l'inconvénient à ce que cette première impression ait une durée plus longue, c'est-à-dire de quelques secondes de plus. Du reste, il faut tenir compte de la température, et je crois que l'on doit, ou du moins que l'on peut, donner quelques secondes de plus avec une eau à 12° qu'avec une eau à 6 ou 8°.

Quelle doit être la température de la douche hydrothérapique?

Beni-Barde se borne à indiquer une douche froide.

Fleury disait que la température la plus convenable était de 8 à 10°.

« Cette dernière limite est trop élevée, dit E. Duval. Certes, on peut faire de l'hydrothérapie avec de l'eau à 10°, même à 12°, jusqu'à 14°; mais à cette température, la réaction est faible et, par conséquent, de peu d'efficacité. Les températures les plus convenables sont celles de 4 à 7 ou 8°; au-dessous de 4°, on fait encore de la très bonne hydrothérapie chez certains malades... »

A Graefenberg, la douche en hiver était

presque constamment à zéro (1). On voit que E. Duval ne conseille la douche la plus froide qu'à certains malades, et il reconnaît qu'elle est mal supportée par les femmes.

De son côté, Macario considère ces basses températures au moins comme inutiles, car il ne leur signale pas précisément d'inconvénients. Il déclare que l'eau de 4 à 7° ne se trouve qu'au-dessous des glaciers.

« L'eau de source éloignée des montagnes, ajoute-t-il, n'a que de 12 à 15°, et c'est avec l'eau de source ou l'eau de mer que depuis trente-deux ans je fais de l'hydrothérapie, en particulier sur les côtes de l'Océan, où l'eau n'est jamais au-dessous de 14 à 15° (2), et cependant j'ai obtenu d'éclatants succès et j'ai toujours vu la réaction se faire parfaitement; et il doit en être ainsi, car la différence entre la température de ces eaux et la température du corps est assez considérable, comme on le voit (3). »

Entre ces opinions diverses, il y a lieu sans

(1) E. Duval, *loc. cit.*, p. 88.
(2) C'est, si je ne me trompe, au Croisic, sur les côtes de Bretagne.
(3) Macario, *loc. cit.*, p. 53.

doute, comme dans tant d'autres circonstances, de prendre une moyenne. Si l'on ne
devait jamais, comme le veut E. Duval,
dépasser 8°, la pratique de l'hydrothérapie
se trouverait, je pense, fort restreinte, car il
n'est pas toujours facile, surtout pendant
toute une partie de l'année, de se procurer de
l'eau à des températures aussi basses. Il est
certain, d'un autre côté, qu'on fait journelle-
ment de l'hydrothérapie efficace à des températures plus élevées.

D'après ma propre expérience, on obtient des
réactions très complètes avec des douches de
10 à 12°, température dont il faut se contenter
dans bien d'autres emplois de l'hydrothérapie,
mais qu'il faut se garder de dépasser, ce qui
n'empêche pas qu'il ne puisse être préférable
d'avoir à sa disposition de l'eau plus froide;
j'ajouterai que, lorsque l'eau de la douche est
moins froide, il est bon de recourir à des percussions plus énergiques.

Il est des cas où il convient de faire précéder
la douche froide de douches tièdes pour habituer ou préparer le malade.

Ce n'est pas l'avis de E. Duval: « Les douches
tièdes, dit-il, ne préparent nullement, si ce

n'est au point de vue des appréhensions purement morales, les malades à l'application des
douches froides, l'impression de ces dernières
étant exactement la même, qu'on ait ou qu'on
n'ait pas pris antérieurement des douches mi-
tigées (1). »

Une telle pratique peut servir à habituer des
personnes pusillanimes ou très impression-
nables. Mais elle peut aussi servir, et je crois
qu'elle le doit, à préparer, ce qui n'est pas la
même chose, à l'impression du froid dans certains cas d'excitabilité nerveuse ou congestive (2). Ma propre observation ne se trouve
donc pas d'accord avec celle de E. Duval sur
ce sujet.

Du reste, cet auteur a une si grande aversion
pour toute intervention d'eau chaude en
hydrothérapie, et ici je me rapproche de
sa manière de voir, qu'il proscrit absolument la douche écossaise et la douche alternante, lesquelles consistent dans la succession ou l'alternance d'eau chaude et d'eau
froide. Si E. Duval veut dire que ces sortes de

(1) E. Duval, *loc. cit.*, p. 93.
(2) Voyez E. Delmas Saint-Hilaire, précédemment
cité.

douches ne sont pas du ressort de l'hydrothérapie, je suis de son avis. Mais ce sont par
eux-mêmes, surtout la douche alternante, des
moyens très efficaces, et dont l'action est autre
que celle de la douche froide et courte, à
proprement parler hydrothérapique.

La hauteur qu'il convient de donner à la
douche n'est pas spécifiée dans tous les traités
d'hydrothérapie. Beni-Barde commence son
chapitre des douches par la douche *chaude*, ce
qui peut paraître singulier pour un traité
d'hydrothérapie (1). Il est vrai qu'il dit peu
après que la douche *froide* est la base de
l'hydrothérapie (2).

Fleury parle de douches de 40 mètres de
pression, ce qui heureusement ne paraît guère
réalisable. Il considère 16 mètres comme une
hauteur convenable.

Le D$^r$ Burgonzio proteste avec raison
contre certaines douches de 30 mètres de hauteur. Mais il dit que la pression de la douche
hydrothérapique peut varier entre 5 et 25 mètres.
Je ne sais si une pression de 5 mètres peut

(1) Beni-Barde, *loc. cit.*, p. 139.
(2) Beni-Barde, *eod. loc.*

être quelquefois suffisante, mais une pression
de 25 mètres me paraît bien considérable.

On voit souvent les établissements hydrothérapiques, et autres, mettre en relief la
hauteur de leurs douches et une sorte de ri-
valité s'établir entre eux à ce sujet. C'est un
grand tort. Des douches à trop haute pression
présentent beaucoup plus d'inconvénients, et
même de dangers véritables, que des douches
à pression insuffisante.

Suivant E. Duval, la douche hydrothérapique ne doit pas dépasser de 10 à 12 mètres.

Au Hammam de Vichy, établissement d'une
installation remarquable sous plus d'un rapport, on peut disposer à volonté de douches
à 12, 14 et 18 mètres, ce qui permet d'employer au début de moindres pressions que
plus tard. E. Duval dit bien que ceci est
inutile, parce qu'on peut graduer à volonté
la force d'impulsion par le maniement de
la lumière d'émission ; mais je crois qu'il
est mieux encore d'avoir à sa disposition des
forces de projection déterminées.

On peut établir que la douche hydrothérapique doit avoir, sauf exception peut-être,
10 mètres de hauteur au moins et 15 mètres

au plus. C'est également l'avis de Tartivel : une hauteur de 10 à 15 mètres au-dessus du sol, correspondant à une pression de une atmosphère et demie, lui paraît plus que suffisante pour tous les emplois de la douche (1).

Les conditions de l'orifice d'émission contribuent, de leur côté, à l'intensité de la projection. On sait que leur forme a été variée à l'infini. Comme dimension d'ouverture, de 14 à 18 millimètres doivent répondre à toutes les indications (2). On sait, du reste, que, pour le jet plein, en plaçant un doigt sur l'orifice du tuyau, des doucheurs habitués savent parfaitement en modifier l'intensité.

La douche qui, pour les gens du monde, est synonyme d'hydrothérapie, et qui en est certainement un des agents les plus actifs et le mieux maniable, est malheureusement celui qui se prête le moins bien à l'hydrothérapie à domicile.

Les appareils imaginés pour la représenter ne sont pas seulement insuffisants ; ils risquent

(1) Tartivel, *Dictionnaire encyclopédique des sciences médicales*, t. XXX, article DOUCHE.

(2) Tartivel dit de 13 à 15 millimètres d'ouverture (*eod. loc.*).

fort d'être nuisibles. L'eau qui s'en échappe, dépourvue d'une force suffisante de percussion, « glace les malades ou les congestionne par refoulement du sang dans les organes internes, sans que le refroidissement soit suivi de ce mouvement excentrique de retour de la chaleur et de cette rougeur de la peau qui constituent le phénomène de la réaction. A une stimulation trop faible de la sensibilité de la peau répond une action trop peu énergique du centre réflexe de l'innervation vaso-motrice (1). »

En effet, il faut bien se représenter l'importance de la percussion pour la douche. Le froid ne suffit pas ici pour obtenir les résultats que l'on veut; il faut qu'il soit aidé par une percussion énergique. Cependant, les autres procédés peuvent se passer d'une telle condition : à quoi cela tient-il ? Est-ce au contact immédiat et simultané de l'eau froide avec toute la superficie, dans le bain, l'affusion, le drap mouillé ou le maillot, tandis que, dans la douche, il n'est que très partiel, se trouvant limité instantanément au champ qu'atteint le

(1) Tartivel, *loc. cit.*, p. 431.

jet, et celui-ci n'arrivant à la peau qu'à l'état de division, même pour le jet en colonne.

On a essayé de remédier à cet inconvénient, le défaut de force de projection, par des appareils dans lesquels la pression sur l'eau du réservoir supérieur est obtenue au moyen de l'air comprimé. Mais, à mesure que l'eau s'écoule, la pression diminue et ne tarde pas à redevenir insuffisante. Dans tous les cas, ces appareils ne servent qu'à fournir la pluie, qui nécessite fort peu de pression. J'en ai vu auxquels on avait adapté un tuyau grâce auquel on pouvait, en se retournant, s'administrer soi-même une douche locale; mais il est nécessaire que le jet de la douche ait au moins deux mètres ou à peu près de parcours, ce qui ne saurait être réalisé ainsi.

On ne peut songer à établir une douche chez soi que dans une maison qui vous appartienne. En tenant compte des dispositions qui ont été exposées plus haut, il n'est pas impossible, à l'aide d'un tuyau coudé, d'obtenir les effets nécessaires. Mais je crois que ce n'est que très exceptionnellement qu'on obtiendra quelque chose de satisfaisant.

Ce qui se réalise le plus facilement, c'est la

pluie. Il serait certainement facile de soutenir
que la pluie n'est pas une véritable douche.
Dans tous les cas, si elle apporte le froid, elle
n'est pas accompagnée de percussion. A part
certaines indications particulières, je ne pense
pas qu'elle représente une très bonne pratique, et m'abstiens assez systématiquement
de l'employer simultanément avec la douche à
percussion, pleine, ou en arrosoir, ou brisée (1).

Si, en considérant l'ensemble des procédés
hydrothérapiques, le défaut de la douche est
regrettable dans les applications à domicile, ce
n'est certainement pas au sujet des actions
résolutives directes qui lui sont généralement attribuées sur les tuméfactions ou engorgements splanchniques. L'action dite résolutive me paraît une des moindres qu'il y

(1) « J'ai signalé, il y a longtemps, les dangers de
la douche en pluie, qui parfois provoque dans le cer-
veau et dans le territoire innervé par le pneumo-
gastrique une excitation dangereuse. C'est pourquoi
j'ai conseillé de restreindre l'usage de la pluie verti-
cale, si employée il y a vingt ans, et de la remplacer
dans la plupart des cas par la pluie horizontale qu'on
peut diriger et localiser à volonté. » Beni-Barde, *Quelques considérations sur l'hydrothérapie*, 1890.

ait à attendre de l'hydrothérapie, j'entends une action résolutive directe.

L'hydrothérapie, sous quelque forme qu'elle soit employée, est essentiellement une médication générale. C'est là ce qui lui donne son prix, d'autant que son mode spécial d'action sur l'ensemble du système est bien à elle et n'appartient à aucune autre. C'est en raison de cette action que l'on voit effectivement des engorgements du foie, de la rate, etc. s'atténuer ou disparaître à la suite de ses applications. Mais la brièveté nécessaire de la douche froide ne permet guère de lui attribuer une grande part à de tels résultats. On a justement comparé l'effet des douches sur un engorgement à un massage ; mais le massage comporte nécessairement l'idée d'une action discrète et continue. Rien de semblable n'est possible avec la douche froide : c'est l'affaire d'une douche à température appropriée, ce qui ne rentre plus dans l'hydrothérapie.

Cependant, il ne faudrait peut-être pas trop réduire l'influence de la douche froide et courte sur la résolution immédiate.

« Lorsqu'il s'agit, dit Beni-Barde, de décongestionner le foie, comme dans l'hyperémie

des pays chauds, due à l'intoxication palu-
déenne, c'est en général à la douche froide,
extrêmement courte, que l'on doit avoir
recours. Cette douche doit être suivie immédiatement d'une douche générale pour éviter
une réaction trop violente dans l'organe malade. La douche hépatique détermine le
spasme des vaisseaux du foie, et c'est pour
éviter le retour trop brusque du sang dans ces
vaisseaux qu'on cherche à le dériver, par une
douche générale, sur toute la surface cutanée (1). »

Le mécanisme de l'action exercée sur le foie
par la douche froide et très courte est sans
doute fort différent de l'action qu'exerce la
douche tiède ou chaude et prolongée. Je ne
sais si l'auteur de ce passage s'en est bien
rendu compte, car il ajoute simplement :

« La douche froide n'est pas seule employée
sur la région du foie. Dans certaines hyper-
plasies de l'organe, on se trouvera bien de la
douche alternative. La douche tiède sera employée lorsque l'eau froide ne pourra être sup-

(1) Beni-Barde, *Des douches locales en balnéothérapie*,
communication faite au Congrès d'hydrologie et de
météorologie de Paris, 1889.

portée, ou encore lorsque l'on supposera une surexcitation anormale dans l'innervation du foie. La douche écossaise sera appliquée contre les phénomènes douloureux, ou, à titre d'agent révulsif, contre certaines congestions, comme celles des alcooliques. »

Même chose au sujet des engorgements de la rate. L'action attribuée ici à la douche froide et courte ne paraît devoir se rapporter qu'aux engorgements récents du foie, en relation directe avec les accès de fièvre. Ce qui doit s'appliquer aux engorgements chroniques, du foie comme de la rate, paraît à peine soupçonné dans ce passage.

Je ne puis me dispenser de dire quelques mots des procédés usités par le docteur Lemarchand, le doyen peut-être, et l'un des plus distingués parmi les médecins qui pratiquent dans nos stations marines.

Lemarchand est un antagoniste déclaré de l'emploi hydrothérapique de l'eau froide, d'emblée au moins, depuis la douche jusqu'au maillot, piscine, etc. Il a remplacé tout cela par la douche écossaise, qu'il administre (au Tréport) avec de l'eau de mer.

« Il y a, dit-il, deux procédés différents employés par les hydropathes pour la douche écossaise :

« Le premier consiste à administrer l'eau chaude d'une manière graduée ; ils partent de 28 à 30°, pour atteindre 40 à 50° avant de faire intervenir l'eau froide. Ce procédé a pour effet d'affaiblir singulièrement l'action de l'eau chaude sur la peau, sur le système nerveux et circulatoire qu'elle recouvre et d'enlever à l'eau froide une partie de sa puissance.

« Le second, plus simple et plus rationnel, consiste à donner à l'eau chaude son degré d'élévation le plus fort relativement, 40 ou 50° d'emblée. Comme l'eau chaude n'a pas été troublée dans son action, elle agit avec toute sa puissance sur les vaso-moteurs et sur la peau, et elle augmente d'autant plus l'énergie de l'eau froide qu'il y a plus d'écart entre la température des deux eaux.

« Ce procédé est le mien, et, si je l'ai adopté, c'est après en avoir constaté la supériorité. »

. . . . . . . . . . . . . . .

« Il est rare que je dépasse 10 ou 12 atmosphères (qui équivalent, je crois, à 110 pieds d'élévation) parce qu'elles suffisent à mes manœuvres hydrothérapiques, et, avec mes deux seules pommes, je puis, à volonté, administrer depuis la douche la plus faible jusqu'à la douche la plus forte, sans qu'elles soient jamais désagréables aux malades (1). »

Je ne reproduirai pas le détail de l'installation à laquelle notre confrère a fait allusion ; bien que présentée comme d'une simplicité exceptionnelle, la description ne m'en a pas paru très claire et serait trop longue.

C'est de cette manière uniforme, bien que mitigée par des moyens ingénieux suivant les circonstances, que cet estimable praticien a cru pouvoir remplir, depuis de longues années, toutes les appropriations de l'hydrothérapie, et, comme il le dit, avec des résultats très satisfaisants.

A mon sens, ceci n'est pas plus de l'hydrothérapie que les bains de vapeur. Mais, comme il n'est pas de douche imaginable que l'hydrothérapie ne réclame dans son domaine, j'ai dû signaler au moins une pratique très

______

(1) Lemarchand, Considérations sur l'hydrothérapie à l'eau de mer, et particulièrement sur la douche écossaise, *in Gazette des Eaux*, 1890.

particulière, dans une technique à laquelle, tout en exprimant librement mes propres opinions, je n'avais pas à donner un caractère dogmatique.

Je voudrais, en terminant ce chapitre, faire observer que, quelque légitime que soit la grande place que la douche tient dans les pratiques hydrothérapiques, il en est fait peut-être usage d'une manière excessive et un peu banale, même dans les installations hydrothérapiques les plus notables. Il est vrai que c'est une pratique facile, brève et à la portée de tout le monde, opérateur et opérés ; mais elle exigerait, je crois, un peu plus de choix et d'attention qu'elle n'en sollicite en général.

# IX

**Maillot humide** (*L'impacco umido*).


Le *maillot humide* est plus rarement
usité aujourd'hui qu'autrefois. Chacun sait
comment on met en œuvre ce procédé.
On étend une large couverture de laine sur
un lit ou sur un divan, et on la recouvre
d'un drap trempé dans de l'eau à la température de 10 à 18° C. Le drap aura été
exprimé plus ou moins, suivant le besoin et
l'indication. On en enveloppe le patient
(excepté la tête, que l'on a soin de maintenir
fraîche avec un mouchoir ou une éponge
trempée dans l'eau froide) dans toutes les
parties et les replis du corps, en prenant
garde que le col soit bien fermé et que les

pieds, s'ils ne se réchauffent pas facilement, soient bien recouverts par la couverture de laine ou frictionnés. Il est indispensable que tout ceci soit accompli vivement.

Aussitôt après la première secousse qu'a reçue le patient par suite du contact du drap mouillé froid, la respiration se fait plus activement, la circulation est plus rapide, le pouls plus plein. A peine la peau a-t-elle cédé sa température au drap, que le corps se trouve dans un bain de vapeur de 37° C. environ, c'est-à-dire à une température égale à la sienne. La chaleur recueillie à la surface de la peau augmente, et le stimulus nerveux provoqué par la sensation du froid cède peu à peu.

Au bout d'un quart d'heure d'emmaillotement, le pouls se ralentit, la respiration se calme et se ressent d'une quiétude générale. Souvent il s'y joint un sentiment de fatigue et les patients s'endorment profondément. C'est toujours après une demi-heure que l'on voit commencer la diaphorèse, plus lentement chez les uns et plus promptement chez d'autres, suivant la durée de l'enveloppement. A partir du développement de la diaphorèse, les effets peuvent être très différents. Dans dix cas, je ne notai qu'une action à peu près nulle au sujet de la diminution ou de l'augmentation de l'excitation après une heure d'opération ; dans treize autres cas, j'ai observé un affaissement extraordinaire que le bain ou la douche en pluie à 14° C. environ ne réussissait qu'avec peine à remonter.

A l'estésiomètre de Weber on remarque une augmentation notable de la sensibilité tactile de 4 jusqu'à 10 millimètres, suivant la région. Dans les quatre seuls cas où j'aie examiné la force musculaire, j'ai trouvé une différence d'au moins 10 au dynamomètre de Collin après un emmaillotement de deux heures.

Il est presque toujours indispensable de relever, comme je l'ai déjà dit, la faiblesse qu'a provoquée la sudation dans le maillot au moyen d'un bain ou d'une douche de température inférieure à 20° C., avec, pour cette dernière, une pression qui ne soit pas au-dessous de 1 atmosphère.

L'indication du maillot se trouve toujours dans les cas où l'on veut exercer une modification énergique sur l'état de la peau, laquelle subit alors une hyperhémie considérable et se maintient ainsi pendant longtemps. Ceci s'applique avec avantage dans l'insomnie, dans les grandes excitabilités, dans les catarrhes internes, spécialement de l'appareil respiratoire, et particulièrement dans les diverses manifestations périphériques de l'hystérisme.

Une forme spéciale de l'emmaillotement que l'on emploie toujours avec avantage, ce sont les bandes croisées (*fascie crociate*). Celles-ci s'appliquent presque exclusivement sur le thorax. Ce sont deux longues bandes larges de 20 à 30 centimètres qui, se croisant en avant et en arrière sur le thorax, en embrassent complètement la superficie. Par-dessus ces bandes s'enroule une couverture de laine, de manière à localiser l'emmaillotement, le reste du corps restant soigneusement couvert ; au bout de 15 à 20 minutes apparaît une moiteur qui est suivie d'une véritable sudation.

La respiration, d'abord un peu gênée par la compression, ne tarde pas, malgré cela, à se faire librement.

Le pouls s'accélère de 10-16 pulsations.

Dans deux cas, les respirations qui étaient au nombre de 18, étaient montées après 40 minutes à 24, après une heure à 26, et après une heure et demie étaient redescendues à 22.

Cette application peut durer de une heure et demie à trois heures et être renouvelée.

A la fin de l'opération, la peaux du thora est rouge, les petits vaisseaux cutanés s'y dessinent vivement injectés et on éprouve des démangeaisons désagréables. On complète l'opération par une douche en arrosoir horizontale de moyenne pression, à 16-20° C. et de la durée de 30-40 secondes. Il est inutile de dire qu'il faut avoir soin de se prémunir contre les congestions de retour.

Dans les cas de catarrhes bronchiques chroniques, dans l'inertie pulmonaire qui suit quelquefois les bronchites et les pneumonies, on peut tirer avantage de cette pratique ; la rougeur et l'hyperhémie du thorax témoignent dans ce cas d'une circulation plus vive, et, par conséquent, de changements locaux, sans compter que l'on observe une augmentation dans le nombre des excursions respiratoires, et une plus grande et meilleure circulation de l'air dans les alvéoles pulmonaires. On peut encore, dans les cas de ce genre, combiner avec avantage, avec cette pratique, l'emploi de l'air comprimé avec l'appareil de Waldemburg, ou d'atmosphères médicamenteuses.

## COMMENTAIRE

Si la douche hydrothérapique ne peut guère être pratiquée dans des conditions satisfaisantes que près d'établissements spéciaux, le maillot humide peut être usité partout et pourrait tenir une place importante dans l'hydrothérapie vulgarisée. Je crois donc devoir insister sur une pratique connue de bien peu de médecins, en dehors des spécialistes, et assez négligée aujourd'hui par ceux-ci.

Le Dʳ Vinaj, directeur de l'établissement hydrothérapique d'Andorno, a publié récemment, dans l'*Idrologia et la Climatologia italiana* (1), un mémoire étendu sur le maillot humide, beaucoup plus complet que le chapitre qui précède ; au risque de quelques répétitions, j'en reproduirai ici l'analyse :

(1) Numéros de janvier, février et mars 1890.

« L'école française, depuis Fleury, témoign
de peu de sympathie pour le maillot humide
Beni-Barde, Delmas, E. Duval, etc., ou ne s'e
occupent pas, ou ne lui trouvent guère que de
inconvénients. Priesnitz en faisait un gran
usage. On en use volontiers en Italie, et Win
ternitz le recommande. »

Le procédé employé à Andorno est le sui
vant : le malade est enveloppé dans un dra
trempé dans l'eau froide et bien exprimé, or
dans une eau tempérée, et recouvert d'un
grande couverture de laine. Une vessie de glace
ou un mouchoir trempé dans l'eau froide es
placé sur la tête. La fenêtre de la chambre rest
ouverte. Après un temps qui varie entre un
heure et deux heures et demie, le malade es
porté dans la salle de bains et, débarrassé de
ses couvertures, plongé dans la baignoire ou
soumis, après avoir été essuyé, à une friction
avec un linge mouillé froid ou chaud et légèrement exprimé.

A peine entré dans le maillot, on subit un
impression peu agréable. Mais, après quelques
frissons, on ne tarde pas à s'habituer ; la température du milieu s'élève, amenant un réel
soulagement, un certain bien-être, un calme

notable et une tendance marquée au sommeil.

« Sous le maillot, je n'ai pas observé ce qu'affirment les auteurs : la dilatation des vaisseaux, d'où une circulation sanguine consécutive plus facile. Pendant tout le temps de l'opération, les vaisseaux demeurent contractés, et ils ne se dilatent assez facilement qu'après qu'elle est terminée. Le maillot n'agit donc pas directement sur les nerfs dilatateurs. La tonicité des vaisseaux, la tension et l'élasticité des tissus se maintiennent au delà de ce qu'on pouvait attendre.

« J'ai émis l'hypothèse que, par l'évaporation lente du linge mouillé, le corps reçoit une série de petites excitations, comme il ferait dans un bain froid continuellement renouvelé. Je ne saurais expliquer autrement ce que j'ai observé.

« La température du corps subit une très légère augmentation. Si l'on voulait obtenir une diminution de température, il faudrait employer le maillot renouvelé, lequel représente tous les caractères d'une opération antithermique.

« L'action du maillot est celle d'un calme psychique et physique de l'organisme. Au début, il y a une courte période d'excitation et d'agitation, due au contact du drap froid ; puis la sédation y succède. Le sommeil devient facile et spontané, et l'hyperexcitabilité neuro-psychique se calme.

« Si le maillot humide est une opération essentiellement sédative et calmante, il n'entraîne ni prostration, ni abattement de l'organisme. Les vaisseaux sanguins conservent leur tonicité, et l'augmentation du poids chez les individus soumis exclusivement à ce procédé montre qu'il est favorable aux échanges organiques.

« La clinique détermine des indications précises au sujet de l'emploi du maillot humide. Il doit être recommandé dans la neurasthénie, spécialement sous forme eréthique, où prédominent les phénomènes d'excitation neuro-psychiques, où il y a excès d'irritabilité.

« Le maillot humide est une opération très utile et qui mérite d'être employée beaucoup plus qu'on ne le fait. C'est un sédatif, mais c'est loin d'être un débilitant (1). »

(1) Vinaj, *L'Impacco umido, Idrologia e Climatologia italiana*, 1890.

Nous ne trouvons pas le maillot mentionné,
dans le grand ouvrage de E. Duval, parmi les
agents de l'hydrothérapie, ni parmi les appareils qui servent à ses applications. Cet auteur
dit seulement, à propos de la sudation:

« Le procédé de l'emmaillotement a de
nombreux inconvénients, qui l'ont fait aban-
donner à peu près universellement ; nous ne
croyons donc pas devoir nous y appesantir.
Nous dirons seulement qu'il doit être con-
servé pour les cas où l'on juge les sudations
utiles et où le malade ne peut se tenir ni
debout, ni assis (1). »

Beni-Barde a consacré plusieurs pages à
l'étude du maillot humide. Mais il pense que,
très bon lorsqu'on ne veut obtenir qu'un effet
sédatif, il présente de sérieux inconvénients
lorsqu'on veut l'employer comme agent d'excitation. Le malade ne se réchauffe pas toujours
facilement, la sudation est moins facile à
obtenir que par le maillot sec et, en outre,
l'emmaillotement humide favorise une action
congestive vers la tête plus prononcée que
l'emmaillotement sec. C'est donc ce dernier

_________

(1) E. Duval, *loc. cit.*, p. 128.

quï est préférable « pour obtenir des effets de sudation (1) ». Telle paraît être également l'opinion de Macario (2).

Bottey a cherché à réhabiliter le maillot humide en France. Je transcris la technique qu'il expose, laquelle diffère légèrement de celles qui viennent d'être décrites : « Parmi les nombreux procédés de l'hydrothérapie, le maillot humide est un de ceux qui présentent une réelle efficacité, et il mérite qu'on lui consacre quelques mots, étant donné l'oubli dans lequel il est tombé depuis quelque temps, depuis que la douche tend à se substituer à toutes les autres méthodes hydriatiques.

« La technique du maillot humide est des plus simples. On dispose sur un lit ordinaire, ou mieux sur un lit de sangle garni d'un matelas, deux couvertures de laine, par-dessus lesquelles on tend un drap qui vient d'être trempé dans de l'eau de 8 à 12° C., puis fortement tordu. Le malade est placé nu sur le drap, après avoir été aspergé rapidement de quelques gouttes d'eau froide, afin que le sai-

---

(1) Beni-Barde, *loc. cit.*, p. 110.
(2) Macario, *loc. cit.*, p 88.

sissement soit moins violent ; puis on l'enveloppe en interposant un pli du drap entre les jambes et d'autres plis entre les draps et le corps, de manière à ce que toute la surface de la peau soit en contact avec le drap mouillé. On replie ensuite les couvertures sur le malade, en serrant assez fortement pour que le contact soit immédiat, pas trop cependant, pour ne pas gêner les mouvements de la respiration.

« Pour la première fois, il est bon de laisser les pieds en dehors du drap mouillé ; ceux-ci ne sont alors enveloppés que par l'extrémité de la couverture de laine. Cette précaution est de rigueur chez les personnes qui, au début de la cure, ont de la difficulté à obtenir une réaction suffisante vers les extrémités inférieures. Cette difficulté cesse peu à peu sous l'influence du traitement général, et, dès lors, l'enveloppement dans le drap mouillé doit être complet.

« Suivant la manière dont il est pratiqué, le maillot humide peut agir de trois façons différentes :

Comme antithermique ;

Comme toni-sédatif ;

Comme agent de sudation.

« L'action *réfrigérante* ou *antithermique* trouve son application dans les maladies aiguës. Le drap mouillé est renouvelé au bout de dix minutes, à quatre, cinq ou six reprises différentes. Winternitz recommande beaucoup ce procédé dans la fièvre typhoïde. Dans les états chroniques, si l'on recherche les effets *toni-sédatifs*, on laissera le malade dans le drap pendant un temps qui variera de dix à vingt minutes. Pendant cet enveloppement, le malade éprouve d'abord une sensation de fraîcheur, puis un léger frisson ; mais les couvertures de laine sont à peine relevées que cette sensation disparaît presque aussitôt.

« Peu à peu, l'énergie et la fréquence du pouls diminuent, et souvent celui-ci s'abaisse de quinze à vingt pulsations au bout de quelques instants ; en même temps un sentiment de calme et de bien-être pénètre le malade. Mais bientôt la réaction circulatoire commence à s'annoncer, le pouls tend à se relever, et c'est alors qu'il faut cesser l'application du maillot ; cette limite, nous le répétons, est habituellement comprise entre dix et vingt minutes, et, lorsqu'on retire le drap, celui-ci doit être à peine tiède.

« Si on prolonge l'application de l'enveloppement au delà des limites que nous venons d'indiquer, on voit apparaître peu à peu des effets sudorifiques, diaphorétiques (1).

« La chaleur s'accroît graduellement, le pouls s'accélère, une excitation plus ou moins vive s'empare du sujet; cette agitation n'est que passagère et précède toujours l'instant où la sueur va se déclarer. La sudation s'établit alors, plus ou moins abondante, suivant la durée de l'application, les prédispositions individuelles et le milieu ambiant. Cette durée variera entre une heure et demie et trois heures, et, lorsqu'on retirera le drap, celui-ci devra être fumant.

« Pendant l'enveloppement, dès que la moiteur s'est manifestée, on applique des compresses humides sur le sommet de la tête, renouvelées fréquemment, on ouvre la fenêtre de la chambre et on fait boire au malade de petites gorgées d'eau fraîche (2). »

(1) On peut favoriser cette action par des bouillottes d'eau chaude appliquées sur les côtés et aux extrémités inférieures du malade.

(2) Botley, *De l'emploi du maillot humide*, 1889.

# X

## Bain de siège (*Il Semi cupio*).

Le *bain de siège*, que l'on a quelquefois con-
fondu avec le demi-bain, est une des formes
hydrothérapiques les plus connues, étant très
employé dans les maladies aiguës, même par
les adversaires eux-mêmes de la cure hydrique.

Il est employé dans beaucoup de circonstances, soit comme dérivatif, soit comme
excitant local, soit comme calmant, etc. ; mais
son action est très diverse suivant sa durée et
sa température. Le bain de siège classique de
Priesnitz et de ses apôtres se prenait toujours
avec une eau très froide, immobile ou courante.

Le patient était placé dans le bain de siège,
enveloppé d'une couverture, avec une éponge

mouillée sur le front. Puis il était abandonné à lui-même pour une période de temps rarement inférieure à une demi-heure, quelquefois égale à une heure, et même à plusieurs heures. La conception de l'audacieux innovateur est abandonnée aujourd'hui, et a fait place à des pratiques moins héroïques.

Le bain de siège dont on fait usage consiste essentiellement en un fauteuil commodément installé, en bois ou en métal, à la partie inférieure et postérieure duquel arrivent un ou plusieurs jets d'eau, réunis ou divisés, localisés ou baignant l'ensemble du bassin du malade qui y est assis. Généralement, pour les premières fois, on se sert d'une eau à température reposante (18-25° C.). Comme on le comprend, dans cette opération la partie mécanique est nulle ou à peu près ; c'est donc le stimulus thermique qu'elle met en jeu qui agit à peu près seul.

Il résulte des inconvénients réels de la position fléchie du corps, laquelle, entraînant la flexion des vaisseaux, gêne l'afflux du sang vers la moitié inférieure du corps et favorise la congestion vers la tête. On y obvie en tenant continuellement un linge trempé d'eau froide sur cette dernière région.

On peut encore, comme l'a fait Delmas, modifier la forme du bain de siège et le transformer en une véritable *chaise-longue* (1). Ceci a, en effet, l'avantage de permettre une position moins incommode, moins nuisible, plus favorable en même temps, dans ce sens qu'elle permet au bassin de mieux plonger dans l'eau.

Sur 680 bains de siège prescrits, environ 480 furent pris dans de l'eau courante, à température de 12-14° C., de la durée de 8 minutes jusqu'à 15 au plus, et 260 dans une eau immobile, de 12 à 30° C., pendant 20 minutes et davantage.

Dans les premiers on a noté constamment un afflux demi-douloureux de sang vers la tête, avec rougeur et aspect brillant des conjonctives. Il y a eu rarement des vertiges, très souvent de l'essoufflement. Le pouls, qui était au commencement de l'opération à 62-64-70, montait au bout de cinq minutes à 66-70, au bout de huit minutes à 68-76. Au contraire, dans les bains de siège à température de 25 jusqu'à 30° C., on rencontre souvent une diminution de 8-12 pulsations par minute.

(1) Ce mot est en français.

Les bains de siège froids (de 12 à 20 et 25° C.) réusissent très bien dans la torpidité et l'irritation intestinale, dans les hémorroïdes, les diarrhées rebelles au traitement interne, dans l'aménorrhée, dans l'atonie de l'appareil sexuel mâle, souvent alors combinés avec le *psicrofore* (1).

On tire des avantages prononcés des bains de siège chauds (26-35° C.) dans les catarrhes de vessie, dans le ténesme rectal, dans la dysménorrhée et la leuccorrhée (2).

Les bains de siège froids sont toujours contre-indiqués dans ces dernières formes morbides, et, s'ils sont administrés sans avoir d'abord préparé le corps par des diminutions successives de température, ils peuvent occasionner des cystites.

Il est absolument nécessaire, pour éviter la cystite, ou même de simples catarrhes vésicaux,

(1) Voir plus loin le *psicrofore*.

(2) Il est très naturel que, dans les cas de ce genre, des bains de siège chauds soient employés dans le cours d'un traitement hydrothérapique, s'ils se trouvent indiqués. Mais ce n'est plus alors une pratique hydrothérapique, pas plus que ne le seraient des cataplasmes ou des lavements médicamenteux. (*Note du traducteur.*)

de s'assurer que les patients accomplissent régulièrement la réaction, qui est toujours alors longue et difficile.

Il est rare qu'un bain de siège froid nécessite une durée de plus d'un quart d'heure. Les bains de siège chauds peuvent être prolongés jusqu'à 25-40 minutes.

## COMMENTAIRE

Beni-Barde a présenté quelques remarques intéressantes au sujet du bain de siège.

Le bain de siège à eau dormante lui paraît utile surtout au point de vue des diverses températures auxquelles on peut le soumettre.

« Il en est de même pour le bain de siège à eau courante. Cependant, celui-ci peut être employé froid et court. Alors, il réveille l'activité des organes et les excite en activant la circulation. Dans l'aménorrhée en particulier, il est d'une efficacité incontestable (1). On ne peut guère produire, à l'aide du bain de siège

______

(1) L'aménorrhée peut tenir à tant de circonstances diverses qu'il eût été bon d'indiquer dans quels cas le bain de siège froid à eau courante doit être conseillé.

à eau courante froide, que des effets excitants, révulsifs ou résolutifs. Mais, grâce à la faculté que l'on a de faire arriver dans l'appareil une eau à toutes les températures, les effets se multiplient ou augmentent d'intensité.

« Le bain de siège *alternatif* consiste dans un emploi alternatif d'eau chaude et d'eau froide, appliquées toutes les deux pendant un temps égal et relativement très court. Il a une action excitante et révulsive très marquée. Il peut remplacer avantageusement le bain de siège froid à eau courante, quand celui-ci ne peut être supporté.

« Le bain de siège *écossais* consiste dans l'application prolongée d'un courant d'eau chaude, suivie d'une courte application d'un courant d'eau froide. Il a une action analgésique très prononcée et il est très utile pour vaincre certaines douleurs rebelles (1), lorsque toutefois il n'y a, chez le malade soumis à ces sortes de douches, aucune tendance aux hémorragies, auquel cas l'emploi de ce procédé serait contre-indiqué (2). »

---

(1) Il eût été bon de signaler quelles sortes de douleurs.

(2) Beni-Barde, *loc. cit* , p. 154.

Beni-Barde passe ensuite aux bains de siège à *eau tempérée*. « Ce bain, dit-il, agit localement à la façon du bain entier à la même température. Il produit une action sédative, que l'on peut mettre à profit dans certaines excitations des organes du bassin. Il a, en outre, l'avantage de ne pas fatiguer le malade et peut être administré deux fois par jour. »

Mais tout ceci n'est pas de l'hydrothérapie, et appartient non pas à l'histoire de cette médication, mais à celle du bain. Alors même que ces bains de siège ou autres, *tempérés*, sont employés dans le cours d'un traitement hydrothérapique, ils n'en deviennent pas pour cela des pratiques hydrothérapiques, pas plus que les douches froides, prises dans une station thermale, ne deviennent pour cela des agents de la médication thermale.

E. Duval, qui n'emploie pas les bains de siège alternatifs, écossais ou tempérés, à titre de pratiques hydrothérapiques, a décrit minutieusement les appareils affectés au traitement « des nombreuses maladies dont peuvent être atteints les organes situés dans le bassin ou à son alentour », c'est-à-dire des bains de siège, dont il ne paraît faire usage qu'à eau courante;

mais il ne fournit aucune indication relativement à la température ou à la durée qui leur
convient.

D'après les renseignements qu'il donne sur
le traitement de l'impuissance, de la spermatorrhée, de l'incontinence d'urine, de la métrite chronique, par l'hydrothérapie, on voit
que les applications générales y tiennent beaucoup plus de place que les bains de siège à eau
courante.

Macario est plus explicite que la plupart des
auteurs. « Froid et court (8° C. en cinq minutes), le bain de siège est un révulsif énergique. A la même température, mais prolongé,
il favorise la circulation profonde du bas-
ventre et abaisse la chaleur.

« Les bains de siège sont pris froids ou
mitigés, suivant l'effet qu'on se propose d'atteindre.

« Veut-on opérer une excitation vers les
organes génitaux? L'eau doit être à + 12 ou
15° C., et le malade n'y doit rester que huit à
dix minutes. On pourra le renouveler deux ou
trois fois dans les vingt-quatre heures. A cette
température, le bain est tonique et fortifie les
organes contenus dans le bas-ventre, y active

la circulation sanguine et concourt ainsi à la résolution des engorgements chroniques du foie, de la rate, de l'utérus et des hémorroïdes invétérées.

« Les bains à cette température sont encore utiles dans l'impuissance ou atonie de l'appareil générateur, dans les pollutions nocturnes, la blennorrhagie chronique, l'incontinence d'urine, la paralysie essentielle de la vessie, la constipation opiniâtre.

« S'agit-il de combattre une vive inflammation des intestins ou de la vessie, une phlegmasie aiguë de ces mêmes organes ou des parties externes environnant le bassin? l'eau devra, dans ce cas, avoir $+$ 15 à 18°, et l'immersion sera prolongée pendant une, deux et même trois heures.

« Les bains à cette température seront encore utiles contre la diarrhée chronique, la leucorrhée, la menstruation difficile ou douloureuse, etc. (1).

« Le bain de siège sera pris le matin à jeûn

(1) Macario, *loc. cit.*, p. 62. Ces énumérations sont bien peu significatives, ne serait-ce qu'au sujet des traitements suivis en outre du bain de siège lui-même.

ou dans la journée après la digestion, et toujours une heure au moins après le dernier exercice hydrothérapique. On évitera de le prendre avant de se coucher. En général, il ne devra pas être renouvelé plus de deux fois dans les vingt-quatre heures, excepté dans les cas où l'on veut obtenir une vive excitation vers les organes génitaux. »

# XI

## Pédiluve (*Il pediluvio*).

On emploie ainsi les *pédiluves* à eau courante :

A l'extrémité d'une petite vasque, longue de 40 centimètres et large de 30, entrent deux tubes ayant une ouverture d'issue de 2 millimètres d'épaisseur et 2 centimètres de largeur, pour donner issue à une eau de 10-16° de température avec une pression de 15-20 mètres. Le patient, vêtu complètement, moins depuis les genoux jusqu'en bas, introduit ses pieds à travers les trous pratiqués dans le couvercle de la vasque, et l'eau qui sort avec impétuosité des deux tubes frappe énergiquement la plante et le dos des pieds ainsi que le tiers inférieur de la jambe.

Au commencement, le patient ne remarque aucune sensation pénible; mais au bout de 20-30 secondes, il commence à éprouver une sensation désagréable, aiguë et souvent douloureuse de froid, assez pénible pour provoquer des plaintes et pour qu'il fasse des efforts énergiques pour se débarrasser de l'appareil.

Dans deux cas de paralysie générale progressive avec symptômes d'excitation cérébrale, après deux minutes d'application, malgré l'abattement général que l'on avait constaté et une véritable anémie des centres nerveux, apparut tout à coup un véritable spasme, une véritable angoisse, telle qu'on fut obligé de suspendre l'opération. Le pouls était très petit, filiforme, la face et les lèvres pâles, les pupilles contractées, et il s'y joignait des sanglots spasmodiques.

Ceci dura quelques secondes, puis disparut tout à coup; puis le malade éprouva une sensation agréable de chaleur. Mais les pieds conservèrent pendant une certaine période de temps (de 5 à 8 minutes) une véritable anesthésie au toucher, malgré que la sensation subjective fût de chaleur. Environ 10 minutes après, la température du pied s'éleva (36°,6-37° à 37°-37°, 4).

Le pouls qui, au commencement de l'opération, était à 62-68, baissa au bout de 30 secondes à 58-64, et après 60 secondes remontait à 65-70, et enfin à 74. De semblables observations ont été faites dans dix cas.

Ce procédé convient dans les cas d'excitation cérébrale, d'insomnie, de céphalée habituelle, de clou hystérique; et, si l'on combine avec lui le bain de siège avec irrigation froide sur la tête et avec l'arrosoir, dont il sera question tout à l'heure, on peut affirmer que, à part l'ennui qui en résulte, il est des plus avantageux.

## COMMENTAIRE

On fait usage en hydrothérapie de bains de pieds ou de jambes froids, mais on ne s'est guère occupé de la douche froide sur les pieds.

On doit à Boucaumont (de Royat) et à Caulet (de Saint-Sauveur) des renseignements intéressants sur ce procédé, dont ils paraissent avoir fait grand usage. Voici l'analyse de leurs communications :

Boucaumont décrit ainsi le mode d'application qu'il emploie (1) :

« Le malade, les pieds nus, mais à part cela complètement vêtu, s'asseoit derrière un écran portatif d'un mètre environ de haut ; il engage les jambes dans deux ouvertures garnies de manchons en caoutchouc qui le protègent contre toute invasion de l'eau, et là, les talons appuyés sur un tabouret qui les relève, il assiste, sans danger d'éclaboussures, à l'administration de la douche, qu'il peut suivre des yeux, faire modérer et même suspendre au besoin.

« La douche des pieds peut être installée partout ; à la campagne, on l'obtiendra avec un tuyau d'arrosage ; à la ville, avec un tube de caoutchouc ajusté à un réservoir ou à une fontaine. Cette prise d'eau doit être cependant d'une certaine puissance, car on est souvent obligé d'employer le plein jet. A Royat, cette douche a une pression de 10 mètres, que le doigt modère à volonté, suivant la sensibilité du sujet. »

(1) *Archives d'hydrologie*, 1885.

Le mode d'application employé par Caulet ne diffère pas sensiblement de celui-ci, et il n'y a pas lieu de le reproduire. Les conditions suivantes sont seulement recommandées : eau très froide, de 8 à 12° C.; élévation du réservoir, 10 mètres au moins; orifice d'écoulement de 15 à 18 millimètres. Un jet plus menu serait trop douloureux et difficile à supporter (1).

Les effets immédiats de la douche sont exposés à peu près dans les mêmes termes par les deux observateurs.

Le pied est pénétré par le froid jusqu'à la profondeur des os : il semble congelé. Si cependant, loin de s'engourdir, la sensibilité s'exagère à ce point que bientôt le patient gémit sous la violence du jet, au bout de quelques instants la souffrance est intolérable, et il faut faire acte d'énergique volonté pour demeurer une minute entière sous la douche; bien peu sont capables d'y rester trois minutes, deux minutes, une minute et demie (Caulet).

Cette impression douloureuse persiste quel-

_______

(1) *Annales de la Société d'hydrologie médicale de Paris,* 1885.

ques secondes après la douche ; mais presque aussitôt lui succède une sensation de chaleur, qui survient avant même que les pieds soient complètement essuyés, et devient souvent une sensation brûlante.

La chaleur portée aux pieds par la douche dure deux ou trois heures les premiers jours, puis de six à sept heures après. la première semaine, et devient ensuite le plus souvent constante (Boucaumont).

Les phénomènes réflexes sont beaucoup moins accusés que sous l'influence des autres procédés hydrothérapiques ; cependant ils ne font pas défaut, et Caulet les décrit ainsi :

Il se produit, pendant l'application de la douche, et à sa suite, une série de modifications dues tant à l'impression frigorifique primitive transmise directement aux centres nerveux qu'à la réflexion de cette action sur l'ensemble du réseau circulatoire.

Au premier contact de l'eau froide, le corps entier frémit pendant une ou deux secondes ; instantanément le pouls devient petit, filiforme et se précipite ; le visage pâlit ; bientôt apparaissent de véritables frissons. Au moment où le patient gémit sous l'influence de la souf-

france locale, il existe un spasme universe
qui semble lui ôter le mouvement. Il n'es
jamais utile de faire durer la douche plu
longtemps; mais si, poursuivant l'épreuve
le patient surmonte la douleur et persist
quelques instants, il ne tarde pas à éprouve
dans la tête, particulièrement à la nuque, au.
tempes, aux orbites, une douleur spéciale
constrictive, douleur en cercle, accompagné
d'un tel sentiment d'angoisse, de détresse
que les plus courageux exigent qu'on arrête
Après la douche, le patient reste quelque
secondes immobile, comme incapable de bou
ger... Mais le calme venait vite après cett
violente secousse. A peine quelques minute
se sont-elles écoulées, que la sensation d
chaleur caractéristique de la réaction s'es
répandue non seulement aux pieds, mais
toute la surface du corps (le retour de la cha
leur, aux pieds d'abord, puis dans le reste d
corps, se fait généralement sentir avant que
ques minutes). La respiration est devenue large
facile; le patient se sent fort, dispos, agité;
accuse un état de bien-être inexprimable.

Boucaumont reconnaît à la douche froid
sur les pieds :

Une action dérivative dans les états congestifs de la tête, du visage (couperose), des voies respiratoires (angine glandulaire, etc.);

Une action toni-sédative dans les affections chloro-anémiques et nerveuses;

Une action sédative dans certaines névroses, souvent plus calmante qu'avec les grandes douches.

Caulet considère la douche froide sur les pieds comme un succédané de la douche générale, pouvant la remplacer :

Dans des affections légères qui ne réclament pas une médication énergique;

Dans les cas où il y a lieu de redouter une action trop agressive de la douche générale;

Dans les cas où il est impossible d'aller suivre un traitement méthodique dans un établissement spécial. ·

Chez les malades qui ont habituellement les pieds froids (et c'est là sans doute une des indications les plus communes de la douche froide sur les pieds), celle-ci agit surtout dans les cas où le froid aux pieds se relie à l'affection de quelque organe éloigné, utérus, estomac, foie, et chez les névropathes. Elle a peu d'effet

lorsque le refroidissement dépend d'un affai-
blissement général de la circulation.

Beni-Barde préconise une *douche plantaire*
qu'il administre de la façon suivante:

L'appareil se compose d'une cuvette à forme
allongée, dans laquelle se trouvent deux
semelles en cuivre, inclinées à 45°, percées de
trous assez nombreux, par lesquels s'échappe
l'eau destinée à frapper la plante des pieds.
C'est sur cette région que l'eau doit être dirigée, si l'on veut produire l'impression qui,
après une série d'actions réflexes, provoque
des contractions lointaines dont l'effet physiologique et thérapeutique est facile à constater.

Si, renouvelant l'expérience célèbre de
Brown-Séquard et de Tholozan, dans laquelle
on voit qu'une main étant immergée dans
l'eau froide, l'autre main non immergée subit
un abaissement de température, on plonge un
pied dans l'eau froide, on constate le refroidissement de l'autre pied.

Beni-Barde, en soumettant la plante des
pieds à l'action de l'eau froide à l'aide de son
appareil, a constaté souvent des contractions
dans les mollets, dans les cuisses, dans la

région lombaire et dans les muscles de l'abdomen.

« Plus tard, je constatai chez les nombreuses malades atteintes de ménorrhagie, soumises à l'action du bain de pieds froid à eau courante, que les pertes de sang diminuaient ou s'arrêtaient.

« Un jour, devant moi, une malade qui prenait un bain de pieds froid perdit, sous l'influence des contractions provoquées par l'eau froide, un caillot sanguin qui s'échappa de la cavité vaginale. »

En présence de tels résultats, cet observateur déclare que : « L'eau froide appliquée sur la peau, en dehors des effets de la soustraction du calorique et de la perturbation qu'elle provoque, à l'aide du système nerveux, dans les grandes fonctions de l'organisme, produit une impression transportée par les nerfs sensitifs aux centres nerveux correspondants, qui, après une élaboration spéciale, la renvoient, à l'aide des nerfs moteurs et des nerfs sensitifs, dans tous les organes ayant des relations nerveuses avec ces centres (1). »

(1) Beni-Barde, Des douches locales en hydrothérapie,

L'idée générale exprimée ici est certainement exacte et peut se rapporter à toutes les applications partielles de l'eau froide.

J'ai pensé bien faire en insistant sur une pratique que l'on pourrait être tenté de regarder comme assez secondaire en hydrothérapie, et sur laquelle les auteurs classiques sont restés muets pour la plupart.

Peut-être les observateurs à qui j'ai emprunté ces développements ont-ils eu une tendance à attribuer à ce procédé hydrothérapique une valeur un peu exagérée. Mais je suis convaincu, d'après mon observation personnelle, tout inférieure qu'elle ait été à la leur, qu'il y a de très bons partis à en tirer, et que sa parfaite innocuité, moyennant sans doute une direction correcte, ne peut que multiplier les occasions légitimes d'y recourir.

*in* Compte rendu du Congrès d'hydrologie et de climatologie, session de Paris, 1889.

# XII

## Sonde froide ou psicrofore.

La *sonde froide* ou *psicrofore* est un cathéter
à double courant sans fenêtres. C'est Winternitz qui en est l'inventeur. L'eau circule dans
l'appareil au moyen de deux tubes, l'un d'afflux, provenant d'un réservoir plus élevé, et un
autre d'issue par où l'eau sort après avoir par-
couru le conduit du cathéter introduit dans
l'urèthre, de manière que sa pointe arrive au
col de la vessie. Winternitz conseille de se servir de l'appareil pendant une durée de 8-12
minutes, avec une eau à la température de
14-10° C., en ayant soin que la sonde soit un
peu grosse.

Il faut toujours avoir soin d'employer dans

les premières opérations une eau à 18-16°, en ne diminuant la température que très progressivement.

Cette application fut faite dans 19 cas. Il s'agissait d'inertie des fonctions sexuelles, de pollutions nocturnes, de spermatorrhée ou d'incontinence d'urine. Les résultats furent excellents dans 12 cas, absolument nuls dans 2, et dans 5 cas trop indécis pour en tenir compte (1).

L'*appareil d'Atzperger* est fondé sur le même principe, et consiste en un tampon (*zaffo*) métallique vide et disposé en pointe piriforme, dans lequel circule de l'eau à une température donnée. Introduit avec la précaution voulue dans le rectum, la température froide de l'eau resserre les vaisseaux du rectum et des régions avoisinantes.

On emploie ce procédé dans les affections

(1) Il est regrettable que ces renseignements ne soient pas plus explicites. Il importerait de savoir quelle somme d'amélioration (*l'applicazione sorti ottimo effetto*) a pu être réalisée dans des états tels que pollutions nocturnes, spermatorrhée, incontinence d'urine, états si rebelles par eux-mêmes, et dont toute la signification est dans les circonstances dont ils dépendent (*Note du traducteur*).

locales, congestions passives des vaisseaux
hémorroïdaux, dans les tumeurs analogues,
dans les engorgements de la prostate.

Appliqué dans 9 cas de ce genre 8-16 fois,
pendant 10-15 minutes, il y eut non seulement
soulagement des douleurs aiguës temporaires,
mais aussi réduction effective de tumeurs,
anciennes comme récentes.

### COMMENTAIRE

L'appareil de Winternitz paraît très bien
conçu et peut servir utilement à toute espèce
d'injections dans la vessie. Mais ce qu'il importe ici, c'est de considérer quelles peuvent
être les indications ou les contre-indications
des injections d'eau froide dans la vessie, et
quelle part l'hydrothérapie interne peut prendre dans les affections vésicales, et jusqu'à
quel point les injections dans la vessie peuvent être empruntées aux procédés de l'hydrothérapie. Lorsque, dans une hématé-
mèse, on introduit de la glace dans l'estomac,
on ne peut pas dire que l'on a fait de l'hydrothérapie, et je suppose que si l'on intro-

duit de l'eau froide dans une vessie hémorragique, on ne croira pas faire de l'hydrothérapie.

Ce sont là des questions qui, à ma connaissance au moins, n'ont été traitées nulle part d'une manière systématique, et qui ne sauraient être traitées ici. Je présenterai seulement quelques observations sur ce sujet, rendues nécessaires par les termes de l'article qui précède.

De tous les appareils de l'économie, l'appareil urinaire est de beaucoup le plus irritable, et il n'est pas nécessaire que ses conditions physiologiques aient subi quelques modifications pour que cette irritabilité soit mise en jeu. Aussi cherche-t-on à réduire autant que possible les nécessités du cathétérisme en rendant pratiques les lavages de la vessie sans sonde (1).

Il peut paraître difficile d'admettre que l'introduction d'eau froide dans la vessie soit toujours d'une parfaite innocuité, difficile

______

(1) Lavaux, *Du lavaje de la vessie sans sonde à l'aide de la pression atmosphérique.* Thèse de Paris, 1888.

surtout de rapprocher les effets de l'hydrothérapie sur l'enveloppe extérieure du corps
et ceux de son introduction dans cet organe.

Il n'y a pas lieu davantage de rien conclure de l'introduction de l'eau froide ailleurs,
c'est-à-dire dans l'estomac ou dans le rectum,
qui pourraient seulement fournir des exemples analogues. L'estomac est, par le fait
nécessaire de ses fonctions, à peu près insen-
sible aux températures, à moins, bien entendu, qu'elles ne soient excessives. Quant
au rectum, ses fonctions doivent avoir également pour résultat d'émousser sa sensibilité, car ce n'est guère que sur son voisinage que les introductions de températures
déterminées exercent une action salutaire
ou nuisible.

Il n'en est pas de même de la vessie, habi-
tuée à ne recevoir que des contacts d'une
température uniforme et identique à celle de
ses propres parois, ce qui faisait dire à Trousseau « qu'il ne devrait être injecté dans la
vessie que de l'urine ».

La vessie doit donc être impressionnée
d'une manière toute particulière par les températures auxquelles on peut la soumettre, et

l'on ne saurait rien conclure de la sensibilité
du tégument externe, relativement à de semblables impressions, habitué qu'il est déjà
aux contacts de toute espèce, et sans parler
des différences de structure et de voisinage.

On sait que les températures élevées sont
bien supportées par la vessie; elles ne chan-
gent pas du reste, dans un sens contradic-
toire, les conditions normales de l'organe.
Cependant, si elles dépassent une certaine
mesure, ainsi 40 ou 45°, elles excitent trop
vivement ses contractions.

La facilité avec laquelle il est question, à
propos du *psicrofore*, d'introduction d'eau
froide dans la vessie est donc pour étonner,
en l'absence surtout de toutes notions préli-
minaires, expérimentales ou d'observation,
à ce sujet. Les quelques indications qui les
accompagnent sont, je l'ai déjà fait remarquer, absolument insuffisantes, et permettent tout au plus de supposer que l'introduction
de l'eau froide dans la vessie pourrait n'avoir
pas d'inconvénients.

Mallez, qui a bien étudié cette question,
s'exprime ainsi :

« Lorsque Trousseau assurait qu'il ne

devrait être injecté dans la vessie que de l'urine, il exprimait, en praticien consommé qu'il était, une pensée juste, à ne considérer que la température du liquide injecté, car la vessie est sensible à des variations de chaleur et de froid très minimes; il suffit, pour s'en convaincre, d'introduire de 60 à 80 grammes d'eau à 25° centigrades dans une vessie d'adulte à l'état physiologique et préalablement vidée, pour obtenir des contractions énergiques et l'expulsion violente du liquide. A 20°, 40 grammes suffisent pour déterminer les mêmes actions, et en baissant, de 5 en 5° la température, on arrive, à 5°, à faire contracter la vessie très énergiquement sur 7 à 8 grammes d'eau (1). »

D'après une étude faite en commun avec M. Beni-Barde, le même auteur ajoute:

« Des deux effets de l'eau froide, le premier sédatif et calmant, le second excitant et révulsif, c'est le premier qu'on utilise surtout en applications externes, par des affusions, piscines, bains de siège, au moyen desquels

_______

(1) Mallez, *Thérapeutique des maladies des voies urinaires*, 1872, p. 280.

on triomphe, dans un grand nombre de cas, des troubles de l'innervation motrice de la vessie, liés à un défaut de concordance entre l'action des nerfs sensitifs et des nerfs moteurs. Le second s'applique particulièrement à réveiller la contractilité musculaire affaiblie ou éteinte, et c'est à lui surtout qu'on recourt dans l'inertie vésicale ; mais il faut que l'excitation que l'on provoque dans cet organe ne puisse, par son exagération, retentir sur le rein et troubler ou arrêter l'excrétion urinaire. »

Les affections de la vessie ne paraissent pas être entrées, en France du moins, dans le domaine de l'hydrothérapie, pour étendu qu'il soit, et on ne les trouve pas mentionnées dans les traités sur la matière que l'on peut considérer comme classiques. Il n'y a donc pu être question des injections froides dans la vessie. Dans les ordres de faits qui, topographiquement au moins, peuvent en être rapprochés, spermatorrhée, impuissance, incontinence d'urine, l'hydrothérapie peut rendre de réels services. Mais c'est surtout l'hydrothérapie générale, principalement les douches générales, à laquelle on a eu recours ; et il paraît résulter des observations publiées que ce n'est guère qu'à une certaine période du traitement hydrothérapique que l'on fait intervenir des actions plus locales, douches lombaires, bains de siège en cercle, douches périnéales.

C'est précisément dans les cas de ce genre que les injections vésicales froides auraient été employées par Winternitz. Il n'y a pas à douter qu'elles n'aient été administrées par cet habile praticien suivant les règles et avec les précautions infinies qu'exige une semblable opération. Il nous serait très intéressant de connaître d'une manière suffisamment explicite les conditions dans lesquelles ont été obtenus les résultats excellents, signalés dans la moitié des cas, au sujet d'états de leur nature si difficiles et si opiniâtres.

Les chirurgiens sont d'accord pour proscrire, d'une manière générale, l'introduction d'eau froide dans la vessie, à part des circonstances assez exceptionnelles. Ils paraissent même, en général, se méfier des applications extérieures de l'eau froide dans les affections vésicales, et ne les employer qu'avec beaucoup de circonspection.

Le professeur Guyon s'est exprimé à plu-

sieurs reprises d'une manière très explicite
sur ce sujet. Cependant, il rappelle que le
lavage de la vessie à l'eau froide a été conseillé
dans des cas d'atonie vésicale et très préconisé par Civiale (1), et il ajoute: « En usant
d'eau à la température de 12 à 15°, et en rendant un peu vive la projection du jet, on peut,
en effet, exciter les contractions vésicales. Mais
l'usage du froid ne saurait être conseillé qu'en
l'absence de tout phénomène d'acuité (2). »

Voillemier et Ledentu ne déconseillent pas,
dans l'atonie vésicale, les injections fraîches,
puis froides. Ils signalent les inconvénients
sérieux qu'il y aurait à employer d'emblée des
injections à basse température, de 12 à 15°:
on s'exposerait ainsi à des réactions violentes
et dangereuses (3).

L'hématurie vésicale peut être l'occasion
d'injections froides dans la vessie. Je ne saurais exprimer d'opinion sur ce sujet. Desnos

(1) Civiale était un merveilleux opérateur, mais un
médiocre praticien.
(2) Guyon, *Leçons chirurgicales sur les maladies des
voies urinaires.*
(3) Voillemier et Ledentu, *Traité des maladies des
voies urinaires.*

ne recommande d'autre application du froid que l'application d'un sac de glace sur l'hypogastre. Les injections chaudes dé 50 à 55° constituent un bon moyen hémostatique; mais elles ont l'inconvénient de provoquer des contractions vésicales (1), ce qui est le fait de toutes les injections dont la température s'éloigne de la température normale de la vessie.

Reliquet, à qui sa grande expérience attribue une grande autorité, réprouve d'une manière absolue, et en toutes circonstances, l'introduction d'eau froide dans la vessie, et témoigne même, dans les affections vésicales, un certain éloignement pour toute intervention hydrothérapique quelconque, entendant par là, comme tout le monde en dehors des spécialistes actuels, toute intervention systématique d'eau froide.

Il me semble résulter de tout ceci, et en l'absence de notions plus précises, que l'hydrothérapie n'a pas grand'chose à faire dans les affections de la vessie, au point de vue de

(1) Desnos, *Traité élémentaire des maladies des voies urinaires.*

leur propre traitement, sans que cela signifie que toute affection de la vessie contre-indique toute intervention hydrothérapique et ne puisse en tirer indirectement quelque bénéfice (1).

Quant aux applications directes, du moins quant à l'introduction d'eau froide dans la vessie, ce qui nous occupe ici, quel caractère pourrait-on lui assigner? Sédatif? Mais les introductions tièdes ou chaudes, simples ou médicamenteuses, fournissent tous les éléments de sédation, sans qu'il soit nécessaire de recourir à la sédation problématique de l'eau froide. Excitant? Mais il faut toujours redouter d'apporter des actions irritantes dans un organe aussi irritable, sans parler de ses connexions rénales, parce qu'on n'en est point maître, c'est-à-dire qu'on ne peut ni les diriger

(1) « Dans la cystite chronique, l'eau à température ordinaire est indiquée chez les sujets jeunes et lorsque le catarrhe est lié à un état atonique local ou général ; contre-indiquée chez les vieillards, même relativement vigoureux, comme exposant trop aux phlegmasies pulmonaires par défaut de réaction, ainsi que, d'une manière générale, chez les malades qui craignent l'humidité. » (Voillemier et Ledentu, *Traité des maladies des voies urinaires*).

à son gré, ni les enrayer suivant les nécessités.

Les injections d'eau froide dans la vessie peuvent donc être considérées comme inutiles ou suspectes, et, jusqu'à nouvel ordre au moins, le psicrofore, très intéressant au point de vue du traitement des maladies de la vessie, ne paraît offrir aucune ressource particulière à l'hydrothérapie et ne pas devoir être compris dans son arsenal.

Voici un bien long commentaire pour un chapitre bien court; mais il était à craindre qu'une apparence de facilité n'encourageât à des pratiques non dépourvues d'inconvénients et peut-être de dangers, et il ne m'a pas paru hors de propos de présenter quelques observations sur ce sujet.

# XIII

## Le jet d'eau (*Il zampillo*).

Je ne puis terminer ce court exposé de la pratique hydrothérapique sans recommander comme il le mérite un procédé aussi utile que minuscule, le *jet d'eau (zampillo)*. Ce nom désigne dans nos établissements un petit jet d'eau très froide qui, jaillissant d'en bas, frappe fortement le front et les tempes du patient.

On conseille le jet d'eau dans les céphalées rebelles, l'hémicranie, les névralgies faciales et les hypérémies légères de l'arrière-bouche. Sur 120 applications environ faites chaque année, on peut dire consciencieusement que dans au moins 90 on a obtenu un soulagement immédiat.

Il est dommage que l'on ne puisse bien étudier le mécanisme de l'action locale et générale de ce procédé, et qu'il faille se contenter seulement de ses effets. Peut-être, étudié avec plus de soin, pourrait-il devenir d'une immense utilité.

Les premières applications doivent durer de 2 à 4 minutes, pour se prolonger successivement jusqu'à 8-10. Les deux premières minutes sont douloureuses et souvent insupportables ; puis survient un bien-être que nous avons toujours vu succéder à la crampe que le froid détermine dans les vaisseaux.

# XIV

## Bain de mer.

Bien que l'auteur de la *Tecnica des bagno* ne s'en soit pas occupé, je pense qu'une technique de l'hydrothérapie doit comprendre la technique particulière du *bain de mer*. Le bain de mer, dans de certaines conditions au moins, n'est autre chose qu'une pratique hydrothérapique, toute spéciale il est vrai, et beaucoup plus complexe que les autres pratiques de l'hydrothérapie. C'est ce qu'a compris et très justement mis en relief Dutroulau, dans un excellent article sur les bains de mer (1).

(1) Dutroulau, *Dictionnaire encyclopédique des sciences médicales*, article BAIN DE MER.

Mais il y a bain de mer et bain de mer, et si le bain de mer peut offrir le caractère d'une pratique à proprement parler hydrothérapique, il peut revêtir, dans certaines circonstances, le caractère d'un bain minéral chloruré sodique. C'est là une distinction qui n'est peut-être pas suffisamment considérée, je ne dirai pas seulement par le public, mais par les médecins eux-mêmes.

Il y a sans doute à tenir grand compte des conditions de climat, de température moyenne, de direction des vents, de localité ; celles-ci sont appréciées par tout le monde et il n'y a pas lieu d'y insister ici ; il faut s'en tenir à la considération du bain lui-même.

Lorsque, au Congrès de Biarritz, en 1886, parlant à Arcachon, et comparant cette plage à celle de Biarritz que nous venions de quitter, je disais : « Ici c'est le bain et là c'est la douche, » je cherchais à exprimer d'une manière saisissante, bien qu'un peu figurée, le contraste que j'entends signaler ici.

Et j'ajoutais :

« On a souvent le tort de comprendre sous la dénomination générale de *bain de mer* deux médications fort dissemblables et qui n'ont guère de commun que l'atmosphère qu'elles comportent.

« Près des plages du Nord, aux mers refroidies et toujours en mouvement, la médication marine est essentiellement *hydro-thérapique*.

« Près des plages qui garnissent nos côtes de l'ouest, la plupart rechauffées par le voisinage du *gulf stream*, là surtout où elles se trouvent emprisonnées dans des criques ou des bassins tels que celui d'Arcachon, la médication marine est essentiellement une médication *minérale* ou médicamenteuse.

« Ce sont là deux caractéristiques qui ne sont pas assez vulgarisées, et qu'il faut toujours avoir présentes à l'esprit, quand il s'agit des applications médicales des bains de mer (1). »

Il est une condition inhérente au séjour au bord de la mer et par conséquent commune à toutes les sortes de bains de mer : c'est l'inhalation de l'air marin. C'est là le trait principal de ce que l'on doit appeler la médication

(1) Compte rendu du Congrès international d'hydrologie et de climatologie de Biarritz. Paris, 1867.

marine, et dont le bain lui-même n'est, en réalité, qu'un des éléments.

On sait que l'atmosphère des plages marines se trouve, jusqu'à une distance variable, mais souvent assez grande, chargée de particules d'eau de mer qu'y apporte, par une véritable pulvérisation de la surface, le mouvement incessant de l'air et de la mer. La salure des lèvres en est un témoignage plus significatif encore que toutes les analyses chimiques. Il est probable que l'excédent de chlorure de sodium, reconnu par Lefort dans l'urine à la suite de bains de mer, s'est introduit plutôt par la voie des surfaces respiratoires que par celle de la peau, laquelle présente les conditions les plus défavorables à l'absorption (1).

La première impression dans le bain de mer hydrothérapique, le seul que nous ayons à envisager ici, est, comme dans toute application hydrothérapique, un frisson, avec anxiété respiratoire, constriction cérébrale, stupeur musculaire.

Mais, grâce à la densité du milieu, aux mou-

_______

(1) Lefort, *Annales de la Société d'hydrologie médicale de Paris.*

vements oscillatoires de la lame, à l'activité sollicitée, ces sensations s'éteignent plus facilement que dans les applications ou dans l'immersion dans l'eau douce. Au bout d'un temps variable et après un intervalle de bien-être et de réchauffement, apparaît un second frisson ; c'est le signal de sortir du bain, signal auquel il faut se hâter d'obéir.

Le bain sera, en général, d'autant plus salutaire qu'il aura été plus court, ceci relativement à la tolérance prévue ou observée ; et il n'est pas nécessaire d'attendre le second frisson.

Les premiers bains doivent être de une à deux minutes, et les suivants ne doivent pas dépasser de cinq à dix minutes.

Il est question du bain de mer thérapeutique. Dans l'état de santé, c'est-à-dire de conditions physiologiques normales, grâce à l'habitude acquise, à la vigueur naturelle, à l'exercice actif, le bain de mer peut être prolongé impunément. Mais dès qu'il existe quelque imperfection dans l'état constitutionnel ou dans l'état des organes, la tolérance cesse d'exister ; la plus grande circonspection est nécessaire, et il faut se garder de prendre l'état d'excitation qu'amènent souvent les premiers temps du séjour marin et les premiers bains pour un témoignage d'action salutaire, de l'action reconstituante habituellement recherchée.

Il ne faut pas entrer graduellement dans la mer. Il faut s'y plonger rapidement et la tête nue; le mieux est d'entrer résolument dans la lame.

« Le bain est pris; il faut sortir et se mettre à l'abri le plus vite possible, ou se faire porter, si l'on se sent trop faible, en se couvrant au besoin d'un manteau de flanelle pour se préserver du contact de l'air. Quelques personnes se trouvent bien pourtant de se faire verser quelques seaux d'eau sur la tête avant de sortir tout à fait; mais se faire lancer avec force cette eau sur les parties qu'on croit fortifier, en imitant les douches, est une pratique aussi puérile qu'inutile. S'envelopper d'un drap et s'essuyer un peu rudement par-dessus, s'habiller promptement et ne pas rester renfermé dans sa tente ou son cabinet, mais marcher rapidement pendant un quart d'heure au moins, tels sont les moyens les plus propres à faciliter la réaction. »

« Toutefois, si le froid menace de se prolonger, il faut l'apaiser par quelque moyen auxiliaire, comme un peu de vin généreux ou une infusion chaude préparée à l'avance. Le moyen le plus usité contre cet inconvénient, dans la plupart des stations de bains du Nord, c'est le bain de pieds chaud qu'on doit toujours trouver prêt. On a beaucoup critiqué cette pratique, et il ne faudrait pas, en effet, en user sans nécessité ; mais, quand les pieds restent gelés et que les frissons sont prononcés, comme il arrive assez souvent, nous ne connaissons rien de plus efficace et, quoi qu'on dise, de plus innocent. Enfin, si ces divers moyens échouaient, il faudrait se mettre au lit ou se rouler dans une couverture pendant une heure au moins ; la chaleur doit se rétablir à tout prix (1). »

Il me semble que quand la chaleur a tant de peine à s'établir, c'est-à-dire la réaction à s'opérer, on peut douter que le bain de mer convienne réellement.

Il n'y a pas lieu de parler, dans cette étude, du bain de mer que j'appelle minéral, qu'on pourrait appeler aussi médicamenteux.

(1) Dutroulau, article cité.

Qu'il soit pris dans une mer tiède et paisible ou dans une baignoire, son usage doit être soumis à peu près aux mêmes règles que le bain pris auprès des stations chlorurées sodiques. Je ferai remarquer à ce sujet que ce sont les eaux de Salins-du-Jura qui se rapprochent le plus de celles de la mer, surtout pour la proportion de l'ensemble de leur minéralisation, qui est presque identique.

# XV

## L'hydrothérapie dans les stations thermales.

Ce chapitre sera peut-être considéré comme une superfétation, et il n'a, en effet, que des rapports assez éloignés avec la technique de l'hydrothérapie. Si je donne une place aux considérations qui vont suivre, c'est surtout parce qu'elles offrent une actualité certaine et que je puis les appuyer de ma propre autorité.

Il y a une trentaine d'années qu'un médecin des plus honorables, le docteur Jardet, est venu fonder à Vichy un établissement hydrothérapique. Depuis cette époque, les établissements de ce genre se sont multipliés dans cette station d'une manière extraordinaire ; il en est ainsi, plus ou moins, dans les autres. Et, actuellement, la médication thermale paraît ne plus pouvoir se passer de cet accessoire obligé.

Cet envahissement des stations thermales par l'hydrothérapie, il serait bon de savoir s'il est le résultat d'un simple entraînement, ou s'il répond à des besoins réels.

Il est bien que l'hydrothérapie se trouve représentée, au moins dans les grandes stations thermales. Il n'y a qu'un petit nombre de localités où l'on ait la possibilité de suivre un traitement hydrothérapique méthodique, et les stations thermales, que l'on peut considérer comme des stations sanitaires, se trouvent naturellement désignées pour en fournir les moyens. En outre, les malades qui viennent suivre un traitement thermal sont souvent accompagnés de personnes auxquelles l'hydrothérapie peut être salutaire, et pour lesquelles il est avantageux ou agréable d'y rencontrer de semblables installations.

Il s'agit donc là d'une médication à côté du traitement thermal, et qui en demeure complètement indépendante. Mais tout autre est la prétention de l'hydrothérapie, ou du moins de ceux qui l'ont installée dans les stations. Il s'agit d'introduire l'hydrothérapie dans le traitement thermal lui-même et, comme il arrive d'ordinaire dans ces sortes d'intrusions, d'y prendre la meilleure place et quelquefois d'occuper la place tout entière.

Il serait donc intéressant de savoir dans quel sens ou dans quelle mesure l'hydrothérapie doit ou peut se combiner avec le traitement thermal?

Comme il y a une infinité de traitements thermaux divers et une infinité d'états divers qui réclament ces sortes de traitements, il serait bien difficile de répondre à une question ainsi posée. Il faudrait au moins que nous fussions édifiés sur les avantages que l'on aurait trouvés, dans certains cas donnés, à la pénétration de l'hydrothérapie dans un traitement thermal, ce qui n'a pas été fait, à ma connaissance, ou à sa substitution au traitement thermal, ce qui offrirait du reste un tout autre caractère. Je devrai donc me borner à présenter quelques remarques sur ce sujet.

Comme il ne faudrait pas jouer sur les mots, je déclare que je ne parle pas de l'hydrothérapie chaude ou tiède, dont le traitement thermal fournirait naturellement les éléments, ce qui ne serait que le traitement thermal (balnéaire) lui-même. Il s'agit de l'hydrothérapie classique, froide et réduite en général, dans les circonstances auxquelles je fais allusion, à ses termes les plus simples et les plus faciles, la douche froide et quelquefois le bain de siège froid.

Je pense qu'il n'est pas nécessaire de revenir en ce moment sur les actions propres à de telles pratiques. Les indications de l'hydrothérapie, considérée comme corollaire du traitement thermal, sont des plus simples. Il n'y a pas lieu de recourir aux actions résolutives, ou sédatives, ou altérantes attribuées à l'hydrothérapie. Celles-ci reviennent suffisamment au traitement thermal indiqué et suivi. Il me semble que ce n'est guère que l'action reconstituante que l'on puisse avoir à rechercher, et dont la réaction peut être considérée comme l'instrument le plus saisissable.

C'est dans ce sens seulement, c'est-à-dire lorsqu'il existe des indications corrélatives, que l'hydrothérapie peut combiner, suivant une direction salutaire, son action avec celle du traitement thermal, si celle-ci paraissait insuffisante. Mais il faut avoir présent à l'esprit que le mode d'action de l'hydrothérapie est tout à fait distinct de celui d'un traitement thermal quelconque; que ce sont là deux méthodes particulières, bien qu'elles puissent être, dans certains cas, appropriées à des conditions identiques ; que l'organisme ne se prête pas volontiers à des actions simultanées, alors qu'elles sont aussi différentes, sinon contraires ; enfin, que l'intervention de l'hydrothérapie, concurremment avec un traitement thermal, doit toujours être discrète et soumise à la condition d'agir dans un sens identique et d'éviter toute action perturbatrice.

Maintenant, dans quelles circonstances pourrait-il convenir de remplacer le traitement thermal par l'hydrothérapie?

Il faut admettre d'abord que, lorsqu'un malade est envoyé dans une station quelconque, c'est avec l'intention qu'il suive un traitement thermal et non qu'il fasse de l'hydrothérapie.

Dans la plupart des stations, le traitement se compose de l'usage interne des eaux et de

l'usage externe, bains, douches thermales, etc.
Dans un petit nombre, le premier est seul usité ;
dans d'autres, la balnéation seule et ses acces-
soires.

Il est vrai que, dans certains cas, des pratiques hydrothérapiques méthodiques peuvent
s'allier utilement au traitement interne, et
ainsi, à Vichy en particulier, elles peuvent
rendre quelques services chez des anémiques,
des dyspeptiques, des diabétiques, chez ceux
près desquels l'action, lentement et silencieu-
sement reconstituante de la médication thermale, laisse, dans l'indication, une place à ce
que j'appellerai les coups de fouet d'une hydrothérapie appropriée.

Mais, dans aucun cas, l'hydrothérapie ne
peut remplacer la balnéation thermale. Je
laisse de côté ceux où le mode balnéaire se
trouve contre-indiqué, ainsi chez certains
goutteux qui ont à redouter toute action perturbatrice possible, dans certaines dermatoses
où le bain minéral risquerait d'exaspérer les
manifestations cutanées, dans certaines maladies du cœur ou de l'appareil respiratoire. Or,
ce sont là précisément des cas qui contre-
indiquent également l'hydrothérapie ou qui

ne la permettent que suivant des condition
difficiles à réaliser dans les circonstance
dont il s'agit.

Il ne saurait être question encore de savoi
si, dans un cas donné, le traitement hydrothé
rapique ne se trouverait pas mieux indiqu
que le traitement thermal. Ce n'est pas auprè
des stations elles-mêmes qu'une telle distinc
tion peut être faite. J'entends considérer ici l
conduite que le médecin doit y tenir. San
doute, s'il reconnaît une contre-indicatio:
manifeste, ou la prédominance formelle d
telle ou telle indication, son devoir est d'agi
en conséquence ; mais il ne peut être questio:
que de cas très particuliers où il lui soit permi
d'engager sa propre responsabilité.

Mais, en dehors de ces cas particuliers, sou
quel prétexte, à quel titre, l'hydrothérapi
peut-elle prétendre à substituer ou à associe
à la balnéation thermale, cette forme inimi
table et si spéciale dans ses variétés, qui cons
titue la base même de la médication thermale
considérée dans son ensemble, une médicatio:
d'un ordre absolument différent, qui répond :
un autre ordre d'indications, et qu'on trouver:
partout ailleurs identique à elle-même ?

Ceux qui croiraient réaliser une médication thermale en substituant systématiquement l'hydrothérapie au bain thermal, tout en respectant la médication interne, se tromperaient au moins de moitié.

L'hydrothérapie ne doit jouer, en médecine thermale, qu'un rôle d'adjuvant, dans lequel elle peut rendre des services suffisants pour que sa place soit marquée dans les grandes stations et qu'elle n'ait pas à y usurper un rôle qui ne saurait lui appartenir.

Le D<sup>r</sup> Labat, dont l'expérience et la compétence en médecine thermale ont une valeur toute particulière, dit :

« Rien n'autorise et ne justifie cet envahisse ment progressif (des stations thermales) par la douche froide; presque tous les médecins la désapprouvent; mais ils cèdent le plus souvent au désir, à la volonté plus ou moins timide des malades, qui demandent que l'emploi de la douche, soit froide, soit écossaise, soit ajouté aux moyens ordinaires du traitement thermal (1). »

(1) *Annales de la Société d'hydrologie médicale de Paris*, t. XXXVI, 1891.

Ce ne serait donc là qu'une affaire de mode à laquelle les médecins se prêteraient par complaisance. Il y a autre chose, et il ne faudrait pas laisser planer sur ceux-ci une accusation plus grave que ne laisserait supposer la légèreté apparente de cette inculpation. Ils obéissent, inconsciemment peut-être, à une aspiration du mieux, à une recherche de changement, en un mot à un besoin d'agitation, qui appartiennent à l'époque où nous sommes.

L'hydrothérapie se contentait autrefois de l'eau froide; il lui faut aujourd'hui de l'eau chaude. La médecine thermale se contentait des eaux minérales; il lui faut maintenant de l'hydrothérapie.

Le progrès, en médecine au moins, consiste-t-il dans la simplification ou dans la complication des moyens?

Ceci touche à une question de haute philosophie que je ne me permettrai pas de trancher.

# XVI

## Résumé.

De ce rapide et certainement incomplet examen des opérations hydrothérapiques les plus communes, et des observations pratiques, il est permis de tirer quelques conséquences intéressantes.

Il n'est pas nécessaire, comme on l'admettait autrefois sans discussion, que l'eau soit la plus froide possible pour faire une cure rationnelle et utile ; et il est quelquefois nuisible de se servir de températures extrêmes. Celles-ci sont rarement, il est vrai, mais possiblement la cause de troubles irrémédiables. Il n'arrive guère que l'eau doive être employée à une température inférieure à 10° C.

Tout médecin spécialiste doit toujours avoir à sa disposition un matériel gradué et de facile aménagement, afin de pouvoir adapter, suivant le besoin, les modes les plus faciles, les moins énergiques, et arriver lentement à ceux qui représentent les dernières ressources de l'art. Tout établissement doit donc être muni d'appareils qui permettent d'user de l'eau à la température de 8 à 40° C., simultanément ou successivement, tout en ménageant graduellement les augmentations et les diminutions de la température (1).

On ne doit instituer aucune règle de traite-

(1) Cette recommandation ne peut qu'être approuvée ; et, pour exprimer ceci, je ne me mets pas en contradiction avec la critique que j'ai faite de l'emploi de thermalités effectives sous prétexte d'hydrothérapie. Dans un établissement de natation, il faut toujours prévoir les accidents qui peuvent résulter de l'impression trop vivement ressentie de l'eau froide. Si l'usage interne des cordiaux et des stimulants est salutaire, les moyens artificiels de rechauffement ne le sont pas moins. C'est ainsi que l'eau chaude sera un correctif précieux des inconvénients, et même des dangers, auxquels l'hydrothérapie la plus rationnelle ne peut toujours se soustaire. L'eau chaude a à tenir, près d'elle, le même rôle que l'eau froide dans la médication par les bains de vapeur, étuves ou bains hyperthermaux (*Note du traducteur*).

ment sans avoir d'abord expérimenté avec soin quel est le degré de tolérance du patient. Tout hydrothérapeute doit toujours surveiller l'opération, parce qu'il peut arriver que l'indication soit tout à fait contraire aux prévisions, en raison du défaut ou de la lenteur de la réaction, des caractères de l'impression générale, du stimulant nerveux thermique ou mécanique, du trouble de la respiration, de l'ischémie de la peau, de la suractivité de la circulation, de la sensation de pesanteur, des étourdissements, du vertige, etc., ou enfin de l'indifférence absolue du patient.

Il faut toujours faire attention que le patient exerce après l'opération les forces naturelles dont il dispose, afin d'obtenir la réaction.

On s'assurera toujours que la réaction soit complète, absolue; si elle ne l'est pas, on verra à l'obtenir au moyen de quelque exercice fatigant, et, si cela ne suffit pas, à la provoquer artificiellement.

Dans les états d'excitation, on ne se servira jamais de procédés hydriques excitants, c'est-à-dire d'opérations à basse température et à haute pression. La forme de l'opération veut être mesurée au degré de calme que l'on veut procurer au patient.

Dans les états de torpidité, d'inertie, au contraire, on recourra aux températures extrêmes, mais en ayant soin d'en abréger autant que possible l'application.

On ne saurait exagérer l'extrême fréquence des cas dans lesquels il peut survenir, que l'on me passe l'expression, une espèce de saturation hydrique, et par suite une répugnance absolue à continuer le traitement. Il faut aux hydromanes cacher et prohiber l'eau, comme aux morphinomanes on éloigne et on cache la morphine.

Qu'on use de tous les procédés, de toutes les températures, de toutes les pressions avec modération, et sans idées préconçues de méthode française ou d'école allemande. Il y a du bon et du mauvais dans l'une et dans l'autre. Que l'on se rappelle que, pour l'eau comme pour tous les remèdes, c'est souvent le mode d'administration qui décide du résultat.

C'est un préjugé commun que l'hydrothérapie ne puisse se faire que pendant les mois d'été. Une telle erreur provient du manque naturel de connaissances à ce sujet. On peut toujours réussir, à l'aide de préparations intelligemment mesurées, à amener le malade à se soumettre à un traitement très doux, et l'acheminer ainsi à une cure plus complète, qu'il pourra suivre sous la direction d'un spécialiste.

On ne prétendra pas, par amour de l'art, être en état de guérir tous les malades et toutes les maladies au moyen de l'hydrothérapie. Autrement il arrivera, et l'histoire de l'hydrothérapie en dit assez à ce sujet, qu'à la foi aveugle, qu'on serait parvenu à inspirer, succédera la plus ferme et la plus fâcheuse incrédulité.

C'est à nous d'expliquer, à l'aide de la physiologie et de la pathologie, avec les observations recueillies près des anciens et des modernes adeptes du traitement par l'eau, les moyens les plus directs d'obtenir des bains et des douches les services que l'on peut en attendre, comme excitants ou comme calmants, comme revivifiants et comme sédatifs. Et on n'oubliera pas qu'à l'aide de l'eau méthodiquement employée on augmente l'oxydation, on accélère la circulation et les échanges organiques, on débarrasse les organes des stases et des congestions sanguines, on nourrit à volonté un organe aux dépens d'un ou plusieurs autres, et *vice-versa;* en un mot, qu'on a en main tout un arsenal thérapeutique.

La grande difficulté se trouve dans le maniement d'une telle arme, et il est certainement d'une très grande importance d'apprendre à s'en servir avec délicatesse. Nous trouvons cet enseignement, d'une part, dans la physiologie et la pathologie, et, de l'autre, dans l'observation directe, dans la clinique.

Winternitz, qui manie l'eau en maître, disait au Congrès d'hydrologie de 1886, à Biarritz : « Rien n'est plus nuisible à la vulgarisation et au progrès de l'hydrothérapie scientifique que la multiplicité des procédés. Il n'est nullement nécessaire d'être spécialiste pour faire de bonne hydrothérapie. Il suffit d'être médecin, de bien connaître les indications et les contre-indications de l'eau froide, l'action physiologique de la chaleur et du froid et l'action mécanique des divers procédés. »

Pour savoir tout cela, beaucoup d'années ne suffisent pas, et pour le bien savoir il faut toute la vie d'un spécialiste; et Winternitz le montre lui-même sans le vouloir, lui qui a passé toute sa vie au milieu de l'eau dans son Kaltenleutgeben.

Nous conclurons avec Glats que « *la technique hydrothérapique, quelque simple qu'elle paraisse, est, en réalité, une chose fort délicate, qui exige du tact, de la prudence, de l'attention et une longue pratique* (1) ».

## COMMENTAIRE

Je ne puis que souscrire aux sages conseils par lesquels le docteur Burgonzio résume le caractère de sa *Technique*. Je pense que la critique à laquelle je me suis livré, au sujet de l'emploi de l'eau chaude en hydrothérapie, passe au-dessus de sa tête ; et son commentateur s'est toujours senti en communion avec le texte dont il a été le traducteur.

Dans tous les cas, une certaine divergence d'opinion sur ce sujet, et en particulier à propos de l'opportunité des bains de vapeur dans une technique de l'hydrothérapie, n'enlève rien à l'intérêt et à l'utilité des exposi-

(1) En français dans le texte.

lions pratiques que j'ai cherché à compléter. Son but, comme le mien, n'a pas été sans doute d'éloigner l'hydrothérapie des institutions spéciales, qui lui rendront toujours les plus grands services, mais de la répandre en dehors d'elles et d'en faire un agent vulgaire de la pratique commune.

E. Delmas a publié, il y a une vingtaine d'années, un travail très digne d'attention, et très insuffisamment connu, intitulé : *L'Hydrothérapie à domicile* (1). C'est dans le même but de vulgarisation qu'a été conçue la présente publication.

Je n'ai plus à insister sur l'intérêt et l'utilité qui s'attachent à un semblable sujet, ce que j'ai suffisamment exprimé dès ses premières pages. Je n'ai pas davantage à revenir sur les procédés qui peuvent être mis en usage pour l'application de l'hydrothérapie sous ses formes les plus simples et les plus faciles à réaliser, n'importe où; je chercherai seulement à résumer moins les observations contenues dans les chapitres précédents que l'esprit suivant

(1) E. Delmas, *De l'hydrothérapie à domicile*, précédé de quelques considérations générales sur la théorie physiologique de cette espèce de traitement, 1868.

lequel elles ont été rassemblées, en les rame-
nant au point de vue qui me paraît le plus
intéressant : celui de l'hydrothérapie à domicile.

Les auteurs des traités généraux d'hydrothérapie n'ont pas négligé d'une manière
absolue l'emploi de l'hydrothérapie à domicile ;
mais c'est à peine si quelques pages sont con-
sacrées à ce sujet dans les ouvrages les plus
volumineux, et ce qui manque à la médication
exercée dans ces conditions particulières y
tient souvent plus de place que les ressources
effectives qu'on peut en tirer.

S'il est vrai que le moyen et l'objet de
l'hydrothérapie soient contenus dans ces deux
termes : *froid* et *réaction*, il est clair que rien
n'est plus facile à réaliser que le premier ;
mais que le second, naturellement la chose
essentielle, est beaucoup plus délicat à obtenir.
Et comme l'un est nécessairement contenu
dans l'autre, il importe que les règles de la
technique soient bien établies. Le maniement
de l'eau froide met aux mains du médecin une
arme puissante, mais dangereuse si elle n'est
dirigée d'une manière absolument correcte.

Si la réaction naît d'elle-même par le fait de
l'impression du froid, il est cependant néces-

saire, souvent, d'intervenir pour en assurer ou en compléter l'accomplissement. Cela se fait en général tout seul, dans l'état de santé, moyennant de très simples précautions ; mais ce n'est pas pour les gens bien portants que l'hydrothérapie a été inventée.

Il est des conditions où la réaction s'opère encore naturellement et spontanément, même chez des constitutions imparfaites, par exemple dans la *médication marine* (1). Mais dans un

(1) V. Duval (*loc. cit.*, p. 95) soutient avec raison que la composition chimique d'une eau quelconque est indifférente au sujet de l'action des douches hydro-thérapiques (froides et nécessairement très courtes), et je ne pense pas qu'il en soit sensiblement autrement des douches chaudes et de plus longue durée ; et il critique vertement « ceux qui veulent créer et prôner une *hydrothérapie marine*, bicarbonatée sodique, etc. »

Cependant, l'hydrothérapie marine, représentée par le bain de mer pris sur les plages du Nord ou en saison froide, se distingue de toutes les douches du monde par plus d'une circonstance, le mode de percussion, peut-être la densité du milieu, le genre d'exercice qu'elle comporte, les qualités de l'air ambiant, peut-être encore les conditions psychiques qui l'accompagnent souvent... C'est là une pratique hydrothé-rapique à laquelle aucune autre ne peut se comparer et qu'aucune installation hydrothérapique ne pourrait prétendre à réaliser. La critique de M. Duval s'applique, au contraire, très bien aux établissements hydrothé-

grand nombre d'états de la santé, et lorsque l'application du froid se trouve réduite à sa plus simple expression, il est nécessaire de recourir à des moyens artificiels pour assurer la réaction, et telle est la raison des procédés variés qui constituent la technique de l'hydrothérapie (1).

Peut-être ces procédés sont-ils plus variés qu'il n'est précisément nécessaire, et le véritable progrès en hydrothérapie serait-il dans leur simplification plutôt que dans leur multiplication? Mais ce qu'il est indispensable de retenir parmi eux, c'est ce qui assure l'accomplissement le plus parfait de la réaction, ce mot de réaction comprenant tout l'ensem-

rapiques installés dans les stations marines, qui n'ont point de raison d'être ou qui ne sauraient être qu'un pis-aller.

Quant aux bains de mer pris en saison chaude dans des mers tièdes, dans des espaces immobiles, c'est autre chose. Ce n'est plus de l'hydrothérapie, c'est une médication minérale qu'on y fait (voir, à ce sujet, le chapitre XIV).

(1) La réaction est le terme final de toute application hydrothérapique. Sans elle, pas d'effets thérapeutiques et des accidents à redouter (*Étude statistique et clinique de l'hôpital Saint-André de Bordeaux*, par E. Delmas Saint-Hilaire, 1879, p. 68).

ble des phénomènes qui y sont mis en jeu.

Il ne faut pas oublier que, si l'on recherche dans les applications hydrothérapiques deux objets en apparence dissemblables, ou, en d'autres termes, si l'on obéit à deux indications en apparence contraires, l'excitation et la sédation, la réaction n'en demeure pas moins un phénomène indispensable pour l'innocuité, non moins que pour la réussite de la médication.

L'hydrothérapie appliquée au domicile des malades, dit E. Delmas, offre les procédés suivants, qui peuvent se passer de toute installation hydrothérapique :

*A*. Les bains froids, partiels ou généraux, et l'immersion ;

*B*. L'affusion froide ;

*C*. Le drap mouillé froid ;

*D*. Les compresses froides et l'irrigation froide ou tempérée ;

*E*. Le bain ou l'immersion tempérés ou tièdes, partiels ou généraux.

E. Delmas n'a pas fait place, dans cette énumération, au maillot humide (lequel semble être une pratique hydrothérapique à plus juste titre que le bain *tiède*). C'est qu'il le rattache à la médication sudorifique, dont les deux procédés sont (en dehors des établissements hydrothérapiques) :

*A*. Le maillot sec ou humide;

*B*. La lampe à alcool.

L'action sudorifique se distingue, en effet, des autres actions hydrothérapiques dans ce sens qu'elle n'a pas pour objet de déterminer des phénomènes dits de *réaction*, mais des phénomènes de *dépuration*. On pourrait même dire qu'elle constitue une médication en dehors de l'hydrothérapie; et, en fait, le maillot sec et la lampe à alcool sont des procédés qui ne répondent par eux-mêmes à aucun des termes de l'hydrothérapie proprement dite, — ni froid, ni réaction, ni même intervention de l'eau (si ce n'est après leur emploi, pour en corriger les inconvénients).

Le but et le moyen sont donc ici tout à fait à part.

Ce sont, dans tous les cas, des agents de sudation et de dépuration qui répondent à des indications déjà poursuivies, par d'autres moyens, bien longtemps avant l'apparition de l'hydrothérapie méthodique.

Revenant aux procédés applicables à l'hydrothérapie à domicile, je m'arrêterai à la considération suivante :

Si nous prenons la douche prototype des applications hydrothérapiques, nous voyons qu'elle présente deux éléments d'action :

Le froid et la percussion.

Il est évident que le froid est le plus essentiel.

On peut concevoir les effets physiologiques du froid en dehors de la percussion, mais non ceux de la percussion en dehors du froid. Ce n'est pas que celle-ci soit nécessairement toujours indifférente par elle-même. Il se peut que certaines myalgies ne résisteraient pas au chat à neuf queues de l'armée anglaise ou au bambou des Chinois. Mais ceci ne saurait être érigé en procédé thérapeutique.

Cependant, la percussion est le complément nécessaire de la douche ; et, si celle-ci exige une certaine température, qui n'est pas absolument invariable, elle exige également une percussion, variable de forme et d'intensité.

Or, c'est toujours là ce qui manquera à l'hydrothérapie à domicile, et c'est ce défaut de percussion qui en écarte la douche.

Quant aux appareils plus ou moins ingénieux qui ont été proposés pour effectuer la douche à domicile, il n'en est aucun qui se prête à une application réellement thérapeutique, et qui ne présente, à ce point de vue, de sérieux inconvénients. L'avis de tous les hommes compétents sur ce sujet est unanime.

Ceci ne s'applique pas, bien entendu, aux cas où l'on parviendrait à réaliser dans un domicile particulier une installation correcte. « Les douches qu'on établira chez soi, dit Leroy-Dupré, devront reposer sur des indications analogues à celles des établissements : même hauteur du réservoir, mais d'une dimension beaucoup plus petite, c'est-à-dire de 2 à 3,000 litres. Ce réservoir peut être établi dans le grenier par le plombier le plus voisin. Si l'on veut procéder plus économiquement, une grosse barrique appelée demi-muid peut suffire à la rigueur. La conduite qu'on lui adapte, et qui est d'une capacité de 50 millimètres de diamètre intérieur, se bifurque en deux tuyaux d'un diamètre un peu plus petit : l'un se termine par la douche en arrosoir, et l'autre par la douche mobile en jet.

L'eau est montée dans le réservoir au moyen d'une pompe (1). »

On voudra bien remarquer que, dans ces dernières pages, où je n'ai fait intervenir que des spécialistes de l'hydrothérapie, se trouve la justification de l'esprit qui m'a dirigé dans les commentaires ajoutés à la *Technique* de l'auteur italien, et des critiques adressées à une certaine direction donnée actuellement à la pratique de l'hydrothérapie. Cette étude, qui est demeurée étrangère à toute conception théorique, je l'ai commencée par une invocation au froid et à la réaction. Elle se termine par les mêmes termes, empruntés à des autorités plus spéciales que la mienne.

Sans les suivre tout à fait jusqu'au bout de leurs prétentions thérapeutiques, je me trouve parfaitement d'accord avec les auteurs que j'ai cités relativement à l'importance de la médication par l'hydrothérapie. Les nombreux emprunts que je leur ai faits témoignent également de celle que j'attache à leurs

(1) Leroy-Dupré, *Des indications et des contre-indications de l'hydrothérapie,* 1875.

consciencieuses études. Mais je ne pouvais me taire au sujet de tendances que je juge propres à compromettre cette médication et qui se trouvent en désaccord avec ses propres interprètes.

# TABLE DES MATIÈRES

# TABLE DES AUTEURS CITÉS